中国中西医结合学会急救医学专业委员会
中国医师协会急诊医师分会　　组织编写
世界中医药学会联合会急症专业委员会

新型冠状病毒感染的肺炎
中西医结合防控手册

主　审　沈宝藩　于学忠
主　编　方邦江　齐文升　黄　烨

人民卫生出版社

图书在版编目（CIP）数据

新型冠状病毒感染的肺炎中西医结合防控手册／方邦江，齐文升，黄烨主编．—北京：人民卫生出版社，2020.2

ISBN 978-7-117-29800-1

Ⅰ.①新… Ⅱ.①方…②齐…③黄… Ⅲ.①日冕形病毒–病毒病–肺炎–中西医结合–防治–手册 Ⅳ.①R563.101-62

中国版本图书馆 CIP 数据核字（2020）第 021168 号

| 人卫智网 | www.ipmph.com | 医学教育、学术、考试、健康，购书智慧智能综合服务平台 |
| 人卫官网 | www.pmph.com | 人卫官方资讯发布平台 |

新型冠状病毒感染的肺炎
中西医结合防控手册

主　　编：方邦江　齐文升　黄　烨
出版发行：人民卫生出版社（中继线 010-59780011）
地　　址：北京市朝阳区潘家园南里 19 号
邮　　编：100021
E - mail：pmph @ pmph.com
购书热线：010-59787592　010-59787584　010-65264830
印　　刷：人卫印务（北京）有限公司
经　　销：新华书店
开　　本：889×1194　1/32　印张：3
字　　数：89 千字
版　　次：2020 年 2 月第 1 版　2021 年 1 月第 1 版第 3 次印刷
标准书号：ISBN 978-7-117-29800-1
定　　价：12.00 元
打击盗版举报电话：010-59787491　E-mail：WQ @ pmph.com
质量问题联系电话：010-59787234　E-mail：zhiliang @ pmph.com

编委会

《新型冠状病毒感染的肺炎中西医结合防控手册》

主　审　沈宝藩　于学忠

主　编　方邦江　齐文升　黄　烨

副主编　李志军　王　岗　杨思进　朱　亮　高培阳

　　　　梁　群　梁腾霄　张晓璇　范学朋　黄廷荣

　　　　宋景春　李　刚　王　彤

编　委（以姓氏笔画为序）

　　　　马骏麒　新疆医科大学附属中医医院

　　　　王　岗　西安交通大学第二附属医院

　　　　王　彤　北京中医药大学东方医院

　　　　毛峥嵘　河南中医药大学第一附属医院

　　　　文　丹　福建中医药大学附属人民医院

　　　　文爱珍　湖南中医药大学第一附属医院

　　　　方邦江　上海中医药大学附属龙华医院

　　　　邓　旻　浙江省中西医结合医院

　　　　邓扬嘉　重庆市中医院

　　　　卢丽君　武汉市中医医院（湖北省）

　　　　卢健棋　广西中医药大学第一附属医院

　　　　叶　勇　云南省中医医院

　　　　朱　亮　青海省中医院

　　　　乔之龙　山西中医药大学附属医院

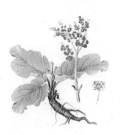

主编简介

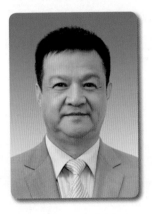

方邦江，上海中医药大学附属龙华医院急诊医学科主任，中共党员，二级教授、主任医师，博士研究生导师，国家中医药领军人才"岐黄学者"。师从国医大师朱良春、晁恩祥、沈宝藩等，兼任世界中医药学会联合会急症专业委员会会长、中国中西医结合学会重症医学专业委员会和急救医学专业委员会副主任委员、中华中医药学会急诊分会副主任委员、中华医学会急诊医学分会常务委员、中国医师协会急诊医师分会常务委员、上海市中医药学会急诊分会主任委员等。长期从事中西医结合治疗重症感染等危急重症，领衔承担"基于'截断扭转'策略的中医药防治脓毒症循证评价及效应机制研究(2018YFC1705900)"国家重点研发计划等科研项目 20 余项，牵头制定国家中医药管理局"风温肺热病(医院获得性肺炎)"等多个中医诊疗方案、临床路径和专家共识，以第一完成人获得上海市科技进步一等奖等科学奖励 10 余项。

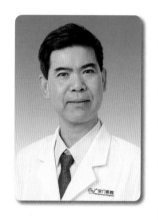

　　齐文升，中国中医科学院广安门医院急诊科主任，中共党员、主任医师，博士研究生导师，国家中医药管理局新型冠状病毒感染的肺炎防控专家组专家。先后师从名老中医方药中教授及蒲辅周先生关门弟子国医大师薛伯寿教授，中国中医科学院急诊学科带头人。兼任北京中医药学会急诊专业委员会主任委员、中华中医药学会急诊分会副主任委员、世界中医药学会联合会急症专业委员会副会长等。长期从事中西医结合急救临床工作，提出以伏气学说理论认识耐药菌感染的病因病机等创新理论，长于应用中医经方治疗临床各种危重急症。以第一作者或通讯作者发表论文100余篇，编写著作8部。

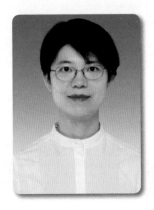

　黄　烨，中国中医科学院西苑医院急诊科副主任，中共党员，医学博士，硕士研究生导师，副主任医师，入选全国中医药创新骨干人才培训项目。师从中国科学院院士、国医大师陈可冀教授，一直从事中西医结合急危重症的临床与研究工作。兼任世界中医药学会联合会急症专业委员会青年委员会副会长、中国医师协会急诊医师分会中西医结合急救学组副主任委员等职务。主持国家自然科学基金 2 项，其他省部级项目多项。在国内外学术刊物发表论文共 40 篇，其中 SCI 收录 9 篇，单篇影响因子最高 4.868。获得北京市科学技术奖二等奖 1 项。同时担任国家自然科学基金委员会项目评审专家及 *Chinese Journal of Integrative Medicine* 等杂志审稿专家。

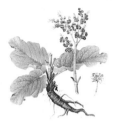 前　言

　　自 2019 年 12 月以来,湖北省武汉市部分医院陆续发现不明原因肺炎病例,对患者呼吸道标本病毒进行全基因组测序,结果显示是一种新型冠状病毒,结合流行病学史、临床特点、实验室检查、胸部影像学特点及病原学结果判定为一种新型冠状病毒(2019-nCoV)感染引起的肺炎。疫情发生后,党中央、国务院和国家卫生健康委员会高度重视,要求组织各方力量开展防控,采取切实有效措施,坚决遏制疫情蔓延势头。

　　为践行习近平总书记对新型冠状病毒感染的肺炎疫情防控作出的重要指示,坚持中西医结合,做好科学防治,由世界中医药学会联合会急症专业委员会、中国医师协会急诊医师分会、中国中西医结合学会急救医学专业委员会、中国中医急诊专科医联体、上海市中医药学会急诊分会等共同发起,依托国家重点研发计划项目"基于'截断扭转'策略的中医药防治脓毒症循证评价及效应机制研究(2018YFC1705900)",共同组织编写了本手册。

　　本手册由岐黄学者、上海中医药大学附属龙华医院方邦江教授和中国中医科学院齐文升、黄烨教授担任主编,由国医大师沈宝藩和中国医师协会急诊医师分会会长、国家卫生健康委员会急诊医学质控中心主任、北京协和医院于学忠教授担任主审,得到了中国工程院院士、全国著名感染病专家廖万清教授的热情鼓励与支持,而编写人员绝大多数为湖北和全国其他各地战斗在一线的防控新型冠状病毒感染的

专家。为突出中西医结合防治特色和实用性,本手册在统一整理中、西医防治新型冠状病毒有关指南、文献,并结合一线临床救治实践基础上编写而成,尤其是来自湖北疫区救治专家,以及项目组子课题负责人西安交通大学第二附属医院王岗教授、北京中医药大学东直门医院梁腾霄教授等多位驰援武汉疫区专家的参与,为本手册的编写提供了实战经验。此外,本手册还增加了中医预防康复如八段锦序贯疗法、艾灸、中医情志调理等有效防病强身内容。书中附有相应的有关视频二维码,可打开手机微信,使用扫一扫功能进行观看。

我们希望本手册对当前新型冠状病毒感染的肺炎防控发挥积极的指导作用。然而,由于新型冠状病毒感染的肺炎是一种人类新型传染性疾病,目前认知有限,以及不同地区的气候特点和中医病症特点不同,加之编写时间紧迫,防控方案和诊疗指南等内容不断出现新的调整,不足之处在所难免。同时,为了持续发挥对新型冠状病毒感染的肺炎的中西医防控指导作用,突出中医特色,于书末创新性配置二维码,提供在线增值服务,可及时获取更新的中、西医诊疗指南(方案)以及国医大师和名老中医诊疗经验,还可参与互动答疑等,以方便大家进一步学习参考。同时,敬请读者在使用过程中结合不同地区、不同个体差异和疾病演变规律,辨证论治、灵活应用。希望广大读者对我们提出宝贵意见,以便今后再予修正使用。本手册的编写得到了上海市中医药学会、上海中医药大学附属龙华医院等有关领导和专家的大力支持,研究生彭伟及张之平同志在手册校对、绘制画图等方面给予了大力帮助,在此一并致谢!

方邦江

2020 年 2 月 2 日

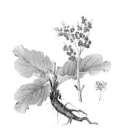

目　录

一、呼吸道病毒 ··· 1

二、冠状病毒 ··· 2

三、新型冠状病毒 ··· 4

四、新型冠状病毒流行病学特点 ·································· 5

五、新型冠状病毒感染的肺炎临床特点 ······················ 8
　　(一)临床表现 ··· 8
　　(二)实验室检查 ··· 9
　　(三)胸部影像学检查 ··· 9
　　(四)2019-nCoV 感染者检查常规 ························· 10

六、新型冠状病毒感染的肺炎诊断标准 ···················· 11
　　(一)疑似病例 ··· 11
　　(二)确诊病例 ··· 11
　　(三)鉴别诊断 ··· 12

七、新型冠状病毒感染的肺炎临床分型 ···················· 14
　　(一)根据严重程度分型 ······································· 14
　　(二)根据世界卫生组织《2019-nCoV 相关重症感染
　　　　临床指南》分型 ··· 15

八、新型冠状病毒感染的肺炎西医治疗 ·············17
　　(一)根据病情严重程度确定治疗场所 ·········17
　　(二)一般治疗 ·············17
　　(三)重症、危重症患者的治疗 ·············20
　　(四)低氧性呼吸衰竭及急性呼吸窘迫综合征的处理 ·······21
　　(五)脓毒性休克的管理 ·············22
　　(六)并发症的治疗 ·············22
　　(七)妊娠患者的特别注意事项 ·············23

九、新型冠状病毒感染的肺炎中医治疗 ·············24
　　(一)中医认识 ·············24
　　(二)病因病机 ·············25
　　(三)病理特点(附部分新型冠状病毒感染的肺炎患者
　　　　舌象) ·············25
　　(四)基于"截断扭转"之"通利泄邪"治疗新型冠状病毒
　　　　感染的肺炎新策略 ·············26
　　(五)"急性虚证"的理论提出及其在新型冠状病毒感染
　　　　的肺炎中的应用 ·············27
　　(六)国家中医药管理局《新型冠状病毒感染的肺炎诊疗
　　　　方案(试行第五版)》 ·············28
　　(七)新型冠状病毒感染的肺炎地方中医药防治方案 ·······29

十、新型冠状病毒感染的肺炎解除隔离和出院标准 ·······48

十一、新型冠状病毒中西医结合个人防护 ·············49
　　(一)远离新型冠状病毒传染"五原则" ·············49
　　(二)中医预防与康复 ·············63
　　(三)消毒 ·············66

十二、新型冠状病毒感染后的心理干预 ················ 70
　　(一)四级人群 ································· 70
　　(二)干预要点 ································· 70
　　(三)中医干预方法 ····························· 73

十三、新型冠状病毒防护误区 ····················· 74

十四、新型冠状病毒相关知识问答 ·················· 76
　　(一)何为密切接触者? ························· 76
　　(二)为何要对密切接触者医学观察 14 天? ········· 76
　　(三)密切接触者居家医学观察怎么做? ············· 77
　　(四)如何区分感冒、流感和新型冠状病毒感染的肺炎? ········· 78
　　(五)出现何种症状需要就医? ··················· 78
　　(六)怀疑感染拟就医时应注意哪些方面? ··········· 79
　　(七)因其他疾病欲去医院检查看病的注意事项及适度
　　　　劝退建议 ······························· 79
　　(八)治愈病例与日俱增,有无二次感染风险? 会遗留
　　　　后遗症吗? ······························· 80

主要参考资料 ······························· 81

呼吸道病毒

　　呼吸道病毒(respiratory virus)是指以呼吸道为侵入门户,在呼吸道黏膜上皮细胞中增殖,引起呼吸道局部感染或呼吸道以外组织器官病变的病毒。常见的呼吸道病毒:①正黏病毒科:流感病毒;②副黏病毒科:副流感病毒、呼吸道合胞病毒、麻疹病毒、腮腺炎病毒、亨德拉病毒、尼帕病毒和人偏肺病毒;③披膜病毒科:风疹病毒;④小 RNA 病毒科:鼻病毒;⑤冠状病毒科:严重急性呼吸综合征(SARS)冠状病毒;⑥其他:腺病毒、呼肠病毒、柯萨奇病毒、埃可病毒(ECHO 病毒)、疱疹病毒。

二 冠状病毒

1. **定义** 冠状病毒为不分阶段的单股正链 RNA 病毒,属于巢病毒目、冠状病毒科、正冠状病毒亚科,而根据血清型和基因组特点,冠状病毒亚科被分为 α、β、γ 和 δ 四个属。冠状病毒属于冠状病毒科冠状病毒属,由于病毒包膜上有向四周伸出的突起,形如花冠而得名。

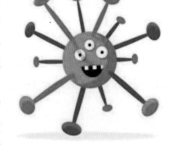

2. **分类** 冠状病毒大部分感染动物,目前从人分离的冠状病毒主要有普通冠状病毒 229E、OC43 和 SARS 冠状病毒(SARS-CoV)三个型别。已知感染人的冠状病毒有 6 种:α 属的 229E、NL63,β 属的 OC43、HKU1、中东呼吸综合征冠状病毒(MERS-CoV)和严重急性呼吸综合征冠状病毒(SARS-CoV)。其中,HKU1、SARS-CoV、MERS-CoV、新型冠状病毒(2019-nCoV)可引起人类肺炎。

3. **传播媒介** 果子狸、蝙蝠、竹鼠、貛等是冠状病毒的常见宿主。此次病毒性肺炎疫情暴发,与2003年广东暴发的SARS("非典")疫情有很多相似之处:发生在冬季,初始发生都起源于人与动物市场交易的鲜活动物接触,而且都由未知的冠状病毒导致。由于在各类蝙蝠中能发现新型冠状病毒的进

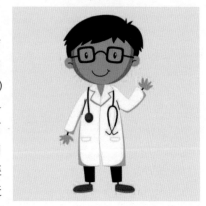

化邻居和外类群,推测新型冠状病毒的自然宿主也可能是蝙蝠。如同导致 2003 年 SARS 的冠状病毒一样,新型冠状病毒在从蝙蝠到人的传播过程中很可能存在未知的中间宿主媒介。

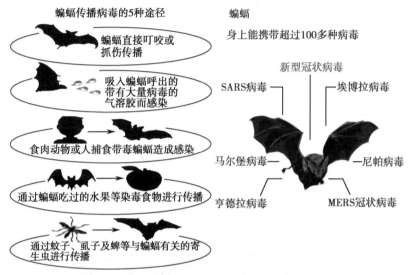

4. 传播途径　接触传播和飞沫传播是冠状病毒由动物到人、人与人之间的传播路径。

5. 病毒灭活　冠状病毒对紫外线和热敏感,56℃ 30 分钟、乙醚、75% 乙醇溶液、含氯消毒剂、过氧乙酸和三氯甲烷(氯仿)等脂溶剂均可有效灭活冠状病毒。氯己定(化学名:双氯苯双胍己烷)无效。

新型冠状病毒

此次引起流行的从患者下呼吸道分离出的冠状病毒为一种变异的新型冠状病毒(β 属),世界卫生组织将其命名为 2019-nCoV。目前,已知的 6 个新型冠状病毒(2019-nCoV)基因序列几乎完全一致,并且从基因序列同源性上来说,新型冠状病毒更接近 SARS-CoV,而不是 MERS-CoV。由于冠状病毒发生抗原性变异产生了新型冠状病毒,人群缺少对变异病毒株的免疫力,所以可引起新型冠状病毒感染的肺炎的流行。

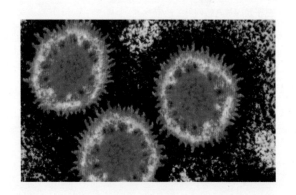

四 新型冠状病毒流行病学特点

1. 传染源　目前所见传染源主要是新型冠状病毒感染的肺炎患者。无症状感染者也可能成为传染源。

2. 传播途径　经呼吸道飞沫和接触传播是主要的传播途径。气溶胶和消化道等传播途径尚待明确。此外,最新报道提示可能存在母婴垂直感染传播途径。

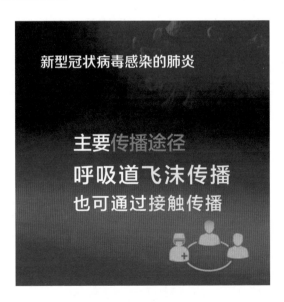

(1)飞沫传播:一般将直径大于 5μm 的含水颗粒称为飞沫。飞沫可以通过一定距离(一般为 1m)进入易感的黏膜表面。由于飞沫颗粒较大,不会长期悬浮在空气中。咳嗽、打喷嚏、说话以及实施呼吸道侵入性操作(吸痰或支气管镜检查、气管插管或翻身、拍背等刺激咳嗽的过程和心肺复苏等)可产生呼吸飞沫。流感病毒、SARS 冠状病毒、腺病毒、鼻病毒、支原体、A 组链球菌和脑膜炎双球菌(奈瑟菌)以及最近的新型冠状病毒等可通过飞沫传播。

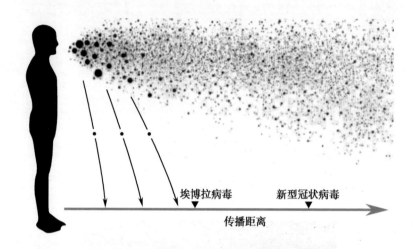

埃博拉病毒　　　　新型冠状病毒

传播距离

(2) 接触传播:①直接接触:病原体通过黏膜或皮肤直接接触传播,如血液或带血体液经黏膜或破损的皮肤进入人体(主要见于病毒传播),或直接接触含某种病原体的分泌物引起传播,如疖疮。②间接接触:病原体通过污染的物体或人进行传播,如肠道传染病的病原体多通过间接接触传播,常见的有耐苯咗／甲氧西林金黄色葡萄球菌(MRSA)、耐万古霉素肠球菌(VRE)和艰难梭菌(Clostridium difficile)。

(3) 空气传播:即气溶胶传播。可通过空气传播的颗粒,一般指直径小于 5μm,能在长时间远距离散播后仍有传染性的颗粒。通过空气传播的病原体也可以通过接触传播。其中,天花病毒、SARS 冠状病毒、新型冠状病毒、流感病毒和诺沃克病毒等在产生气溶胶的操作(气管插管／切开、开放性气道吸引)中可通过空气传播。

3. 易感人群　人群普遍易感。其中,儿童和孕产妇亦是易感人群。

新型冠状病毒感染的肺炎

易感人群：
儿童、老年人
孕产妇、抵抗力差的人
存在肝肾功能障碍人群

五 新型冠状病毒感染的肺炎临床特点

（一）临床表现

基于目前流行病学调查，潜伏期 1~14 天，多为 3~7 天。以发热、乏力、干咳为主要表现。少数患者伴有鼻塞、流涕、咽痛和腹泻等症状。重型病例多在 1 周后出现呼吸困难和 / 或低氧血症，严重者迅速进展为急性呼吸窘迫综合征、脓毒症休克、难以纠正的代谢性酸中毒和出凝血功能障碍。值得注意的是，重症、危重症患者病程中可为中低热，甚至无明显发热。轻型患者仅表现为发热、轻微乏力等，无肺炎表现。从目前收治的病例情况看，多数患者病情危重。老年人和有慢性基础疾病者预后较差。儿童病例症状相对较轻。

近日，武汉大学人民医院研究组提醒医护人员及公众，高度警惕以非呼吸系统症状为首发症状的隐性传染源。部分临床病例，患者就诊时并无发热、咳嗽等呼吸系统典型症状，仅以与疑诊或确诊新型冠状病毒感染的肺炎患者的接触后，新近出现的消化系统症状为首发表现，如轻度纳差、乏力、精神差、恶心呕吐、腹泻等；或以神经系统症状为首发表现，如头痛；或以心血管系统症状为首发表现，如心慌、胸闷等；或以眼科症状为首发表现，如

一般症状：
发热、乏力、干咳
逐渐出现呼吸困难
部分患者起初症状轻微，可无发热

严重者：
急性呼吸窘迫综合征
脓毒症休克
难以纠正的代谢性酸中毒
出现出凝血功能障碍

结膜炎;或仅有轻度四肢或腰背部肌肉酸痛。

（二）实验室检查

1. 外周血象检查　发病早期外周血白细胞总数正常或降低,淋巴细胞计数减少。

2. 血液生化检查　部分病例出现肝酶、乳酸脱氢酶(LDH)、肌酶和肌红蛋白增高;部分危重者可见肌酐蛋白增高。多数患者 C- 反应蛋白(CRP)和血沉升高,降钙素原(PCT)正常。严重者D-二聚体升高、外周血淋巴细胞进行性减少。

3. 病原学检查　应用实时反转录聚合酶链式反应(real time RT-PCR)从鼻咽拭子、痰、下呼吸道分泌物、血液、粪便等标本中可检测出新型冠状病毒核酸。

（三）胸部影像学检查

因肺部平片漏诊率高,推荐胸部 CT 检查。早期病变局限,呈斑片状、亚段或节段性磨玻璃影,伴或不伴小叶间隔增厚;进展期病灶增多、范围扩大,累及多个肺叶,部分病灶实变,磨玻璃影与实变影或索条影共存;重症期双肺弥漫性病变,少数呈"白肺"表现,以实变影为主,合并磨玻璃影,多伴条索影,空气支气管征。胸腔积液或淋巴结肿大少见。疾病恢复期肺部 CT 显示磨玻璃样病变及实变区域逐渐吸收缩小、密度降低,直至逐渐消失。部分患者在原病灶区遗留纤维条索影,此特征较其他病因所致肺炎明显。

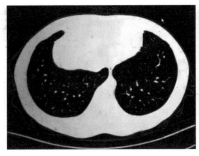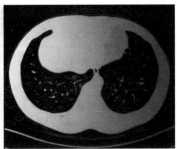

早期 CT 表现

早期多表现为单肺,或双肺局灶性磨玻璃密度影,以双肺分布为主、中外肺野分布为特点,病变内密度高于周围,病变内部可见肺血管增粗影

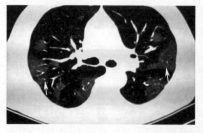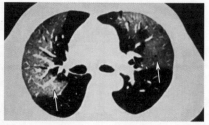

进展期及重症期 CT 表现

进展期为双肺多发实变影伴周围磨玻璃影,病灶内部可见网格影及细支气管扩张充气征。进展期新发病变主要以双肺中、下叶胸膜下分布为主。重症期为双肺病变,表现为双肺多发大小不等实变及网格状高密度影,"白肺"以双肺下叶分布为主。可见肺组织纤维化及牵引性细支气管扩张影

(四) 2019-nCoV 感染者检查常规

1. 筛查病例就诊当日　痰/咽拭子的核酸检查、血常规、尿常规、血气分析、肝肾功能、CRP、PCT、肌酸激酶(CK)＋肌红蛋白,凝血功能及胸部 CT。可酌情查炎症细胞因子(IL-6、IL-10、TNF-α)、TB 淋巴细胞亚群 11 项、补体。

2. 确诊患者序贯检查

(1)留观后第 3、5、7 天及出院时依据病情,若有条件可检查血细胞、肝肾功能、肌酸激酶＋肌红蛋白,以及凝血功能、CRP;第 5~7 天若有条件可复查 PCT 及 TB 淋巴细胞亚群 11 项。

(2)留观后 1~2 天均需复查胸片,以后视病情而定,但复查时间不超过 5 天。

(3)非转院患者出院前应复查血常规、胸片、肝肾功能及入院时所有异常检查。

新型冠状病毒感染的肺炎诊断标准

(一) 疑似病例

结合下述流行病学史和临床表现综合分析:

1. 流行病学史

(1) 发病前14天内有武汉市及周边地区,或其他有病例报告社区的旅行史或居住史。

(2) 发病前14天内曾接触过来自武汉市及周边地区,或来自有病例报告地区的发热或有呼吸道症状的患者。

(3) 聚集性发病。

(4) 与新型冠状病毒感染者有接触史。新型冠状病毒感染者是指病原核酸检测阳性者。

2. 临床表现

(1) 发热和/或呼吸道症状。

(2) 具有上述肺炎影像学特征。

(3) 发病早期白细胞总数正常或降低,或淋巴细胞计数减少。

有流行病学史中的任何1条,符合临床表现中任意2条。

(二) 确诊病例

疑似病例具备以下病原学证据之一者:

1. 呼吸道标本或血液标本实时荧光定量反转录聚合酶链反应(RT-PCR)检测新型冠状病毒核酸阳性。

2. 呼吸道标本或血液标本病毒基因测序,与已知的新型冠状病毒高度同源。

(三) 鉴别诊断

新型冠状病毒感染的肺炎主要与流感病毒、副流感病毒、腺病毒、呼吸道合胞病毒、鼻病毒、人偏肺病毒、SARS 冠状病毒、MERS 冠状病毒等其他已知病毒性肺炎鉴别，以及与肺炎支原体、衣原体肺炎及细菌性肺炎等鉴别。此外，还要与非感染性疾病，如血管炎、皮肌炎和机化性肺炎等鉴别。

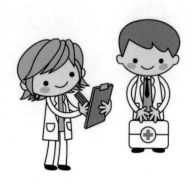

1. **严重急性呼吸综合征**　严重急性呼吸综合征(severe acute respiratory syndrome，SARS)由 SARS 冠状病毒引起。SARS 的主要症状有发热、咳嗽、头痛、肌肉痛，以及呼吸道感染症状。大多数 SARS 患者能够自愈或治愈，病死率约 14%，尤其 40 岁以上或有潜在疾病(如冠心病、糖尿病、哮喘以及慢性肺病)者病死率高。症状轻微，但具有较大的传播性，是新型冠状病毒与 2003 年 SARS 暴发流行最大的区别，也是疫情防控的难点。

2. **中东呼吸综合征**　2015—2016 年，中东呼吸综合征(Middle East respi-ratory syndrome，MERS)在亚洲集中暴发，并且与 2003 年暴发的 SARS 有太多的相似性。二者皆是由冠状病毒引起的呼吸道传染病，并且都发病较急。一般认为，SARS 冠状病毒的传播速度快于 MERS 冠状病毒；MERS 冠状病毒在人与人之间传播并不容易，但 SARS 冠状病毒可在人与人之间迅速传播。新型冠状病毒同样可以在人与人之间传播，且传播途径包括飞沫传播及接触传播，甚至有专家指出新型冠状病毒的传播性强于 SARS 冠状病毒。MERS 的病死率大大高于 SARS，而依据现有统计数据可知新型冠状病毒感染的肺炎的病死率稍低于 SARS。

3. **流感病毒肺炎**　由流感病毒感染引起的呼吸道疾病，不仅导致上呼吸道问题，还会引起下呼吸道感染，也就是肺炎。流感常在冬春季流行，有甲型流感和乙型流感。流感患者发病急，症状严重，全身症状多,会发热,可能 1~2 天内体温上升到 39℃以上,且头痛、肌肉乏力、食欲下降等症状明显。对于老年人、儿童、肥胖者、孕妇或有基础病的人群,流感可致非常严重的重症肺炎,甚至导致死亡。

4. 细菌性肺炎　常见症状为咳嗽、咯痰,或原有呼吸道症状加重,并出现脓性痰或血痰,伴或不伴胸痛。一般不具有传染性,并不是一种传染性疾病。

七 新型冠状病毒感染的肺炎临床分型

（一）根据严重程度分型

根据新型冠状病毒感染者发病的严重程度,临床可以分为轻型、普通型、重型及危重型 4 类。

1. **轻型** 临床症状较轻微,影像学未见肺炎表现。

2. **普通型** 具有发热、呼吸道症状,影像学可见肺炎表现。

3. **重型** 符合下列任何一条:①呼吸窘迫,呼吸速率(RR)≥ 30 次 /min;②静息状态下,指氧饱和度≤ 93%;③动脉血氧分压(PaO$_2$)/吸氧浓度(FiO$_2$)≤ 300mmHg(1mmHg=0.133kPa)。

重症患者的高危人群:

1)年龄 <5 岁的儿童(年龄 <2 岁更易发生严重并发症)。

2)年龄≥ 65 岁的老年人。

3)伴有以下疾病或状况者:慢性呼吸系统疾病、心血管系统疾病(高血压除外)、肾病、肝病、血液系统疾病、神经系统及神经肌肉疾病、代谢及内分泌系统疾病、恶性肿瘤、免疫功能抑制等。

4)肥胖者[体重指数(body mass index,BMI)大于 30]。

5)妊娠及围产期妇女。

4. **危重型** 符合以下情况之一者:①出现呼吸衰竭,且需要机械通气;②出现休克;③合并其他器官衰竭需 ICU 监护治疗。

(二)根据世界卫生组织《2019-nCoV 相关重症感染临床指南》分型

根据世界卫生组织《2019-nCoV 相关重症感染临床指南》,2019-nCoV 感染的病情可以表现为单纯性感染、轻症肺炎重症肺炎、急性呼吸窘迫综合征(ARDS)、脓毒症和脓毒性休克。根据临床综合征的严重程度分为轻、中、重度,后者包括重症肺炎、ARDS、脓毒症和脓毒性休克(表1)。

表 1　与 2019-nCoV 感染相关的临床症状

单纯性感染	单纯上呼吸道病毒感染的患者,可能伴有非特异性症状,如发热、咳嗽、咽痛、鼻塞、乏力、头痛和肌肉疼痛等,老年人和免疫抑制患者可能会出现非典型症状,这些患者没有任何脱水、脓毒症和呼吸急促等表现
轻症肺炎	伴有肺炎,但没有重症肺炎表现的患者 非重症肺炎的患儿伴有咳嗽或呼吸困难 + 呼吸急促(呼吸急促:<2 个月龄, ≥ 60 次 /min;2~11 个月龄, ≥ 50 次 /min;1~5 岁, ≥ 40 次 /min,且没有重症肺炎的表现)
重症肺炎	青少年或成人:发热或疑似呼吸道感染,且呼吸频率 >30 次 /min,伴有严重呼吸窘迫,或在不吸氧情况下 SpO_2<90% 咳嗽或呼吸困难的儿童,加之以下至少 1 项:中枢性发绀,或 SpO_2<90%;严重的呼吸窘迫(如喘息,极重度胸部凹陷);肺炎的危险表象:无法喂奶或饮水,嗜睡或神志不清,惊厥。其他肺炎表现:胸部凹陷,呼吸急促(指标同上)。这些诊断均为临床诊断,胸部影像可排除并发症
急性呼吸窘迫综合征	起病:已知临床损伤后 1 周内新发呼吸道症状或呼吸道症状恶化 胸部影像(X 线、CT 或肺部超声):双侧毛玻璃样,不能完全由积液、大叶性渗出、肺萎陷或肺部块影解释 肺水肿的起源:不完全由心力衰竭或体液过多解释的呼吸衰竭,如果没有高危因素,则需要进行客观评估(如心脏彩超),以排除血流动力学异常引起的肺水肿 氧合状况(成人): 轻度 ARDS:200mmHg<PaO_2/FiO_2 ≤ 300mmHg(PEEP 或 CPAP ≥ 5cmH_2O 或非机械通气状态)

急性呼吸窘迫综合征	中度 ARDS：100mmHg<PaO_2/FiO_2 ≤ 200mmHg(PEEP 或 CPAP ≥ 5cmH$_2$O 或非机械通气状态) 重度 ARDS：PaO_2/FiO_2 ≤ 100mmHg(PEEP ≥ 5cmH$_2$O 或非机械通气状态) 无 PaO$_2$ 数据时，SpO_2/FiO_2 ≤ 315 提示 ARDS(包括非机械通气患者) 氧合状况(儿童，OI= 氧合指数，OSI=SpO$_2$ 计算的氧合指数)： BiPAP 或全面罩下 CPAP ≥ 5cmH$_2$O：PaO_2/FiO_2 ≤ 300mmHg 或 SpO_2/FiO_2 ≤ 264 轻度 ARDS(有创机械通气)：4 ≤ OI<8 或 5 ≤ OSI<7.5 中度 ARDS(有创机械通气)：8 ≤ OI<16 或 7.5 ≤ OSI<12.3 重度 ARDS(有创机械通气)：OI ≥ 16 或 OSI ≥ 12.3
脓毒症	成人：有致命的器官功能障碍。器官功能障碍的表现包括意识状态改变；呼吸困难或呼吸急促，低氧血症；尿量减少；心率过快；脉搏弱；四肢厥冷或低血压；皮肤瘀斑；实验室指标提示血栓形成；血小板减少；酸中毒；高乳酸血症或高胆红素血症 儿童：疑似或确诊感染以及 2 条以上 SIRS 标准，体温异常或白细胞计数异常必须符合 1 条
脓毒症休克	成人：尽管采取液体复苏，患者仍持续低血压，需要血管活性药物来维持平均动脉压 >65mmHg，且血乳酸水平 >2mmol/L 儿童：低血压(收缩压低于同龄人正常值的第五百分位数或 2 个标准差)或符合以下中的 2~3 条：意识状态改变；心动过缓或过快(婴幼儿：HR<90 次 /min 或 HR>160 次 /min；儿童：HR<70 次 /min 或 HR>150 次 /min)；毛细血管充盈时间延长(>2 秒)或血管扩张伴有脉搏微弱；呼吸过快；皮肤瘀斑、紫斑或瘀点；血乳酸升高；少尿；体温过高或过低

八 新型冠状病毒感染的肺炎西医治疗

（一）根据病情严重程度确定治疗场所

1. 疑似及确诊患者　应在具备有效隔离条件和防护条件的定点医院隔离治疗。疑似患者应单人单间隔离治疗。确诊患者可收治在同一病房。

2. 危重症患者　应尽早收入 ICU 治疗。

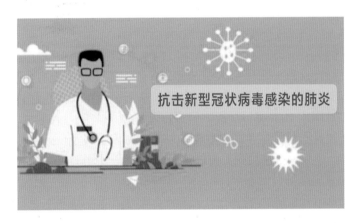

（二）一般治疗

1. 卧床休息，加强支持治疗，保证充分热量；注意水、电解质平衡，维持内环境稳定；密切监测生命体征、指氧饱和度等。

2. 根据病情监测血常规、尿常规、C-反应蛋白、生化指标（肝酶、心肌酶、肾功能等）、凝血功能，必要时行动脉血气分析，有条件者，可行细胞因子检测,复查胸部影像。

3. 氧疗　根据氧饱和度的变化,及时给予有效氧疗措施,包括鼻导管、面罩给氧和经鼻高通量氧疗、无创或有创机械通气等。

4. 抗病毒治疗　目前尚没有有效抗病毒治疗方法。可试用α干扰素雾化吸入(成人每次 500 万 U,加入灭菌注射用水 2ml,每日 2 次)、洛匹那韦/利托那韦(每次 2 粒,每日 2 次),或可加用利巴韦林静脉注射(成人每次 500mg,每日 2 次)。要注意洛匹那韦/利托那韦相关腹泻、恶心、呕吐、肝功能损害等不良反应,同时要注意和其他药物的相互作用。

(1) 干扰素:干扰素(IFN)是一类具有广谱抗病毒、抗增殖和免疫调节活性的多功能细胞因子家族,可分为α、β、γ 三种类型。α干扰素(IFN-α)是人类应对病毒感染非常重要的免疫保护性细胞因子,可诱导同种细胞产生抗病毒蛋白,形成抗病毒状态,限制病毒的进一步复制和扩散。在我国批准上市的三种α干扰素,包括 IFN-α2a、IFN-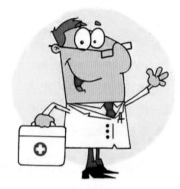α1b 和 IFN-α2b。目前,我国尚无雾化吸入用 IFN-α 制剂,临床上是将注射用 IFN-α 作为雾化吸入制剂使用。国家卫生健康委员会发布的诊疗方案(第五版)推荐:成人雾化吸入 α 干扰素每次 500 万 U,加入灭菌注射用水 2ml,每日 2 次。但未提及儿童的雾化吸入剂量。根据雾化吸入 α 干扰素用于儿童病毒性肺炎的临床实践及《α 干扰素在儿科临床合理应用专家共识》,可以采用以下的推荐剂量。IFN-α1b:每次1~2µg/kg(轻型肺炎),每次 2~4µg/kg(重症肺炎);或 IFN-a2b:每次 10 万 ~20 万 U/kg(轻症肺炎),每次 20 万 ~40 万 U/kg(重症肺炎)。每日 2 次,疗程 5~7 天。

应用 α 干扰素可出现发热、寒战、头痛、肌肉酸痛和乏力等流感样症状,以及骨髓抑制等不良反应,但多见于大剂量或长期肌内注射的患者,而雾化吸入更安全,不良反应发生率更低。

α干扰素为基因重组技术生产的大分子蛋白物质,推荐使用喷射雾化器给药,不宜使用超声雾化器。α干扰素不可与某些酶(如糜蛋白酶)、乙酰半胱氨酸及异丙托溴铵合用,因可导致 α 干扰素的结构发生改变。

(2)洛匹那韦／利托那韦:洛匹那韦是一种蛋白酶抑制剂,可与人类免疫缺陷病毒(HIV)蛋白酶催化部位结合,干扰病毒的装配过程,因此作为抗病毒药物使用。利托那韦通过抑制肝脏代谢,可提高洛匹那韦浓度。两者联合使用,可用来治疗 HIV 感染。在 2003 年 SARS 流行时,香港就在一线治疗中使用了该药物,显示了一定的效果。此次发生于武汉的新型冠状病毒,与 SARS 冠状病毒一样都属于冠状病毒,而且与 HIV 一样都属于 RNA 病毒,在病毒复制、组装过程中,可能使用一些相似的蛋白功能。

从目前的有限数据来看,患者第一时间、疾病的早期使用该药,有助于延缓病情进展,多数患者就不再发展为重症。如果患者就诊已经较晚,已出现呼吸衰竭、多器官功能不全,再使用则效果不明显。有研究通过既往文献的科学筛选、分析、评价,得出结论:洛匹那韦／利托那韦的抗冠状病毒效果主要显现于早期应用,可降低患者病死率和减少糖皮质激素用量。

5. 抗菌药物治疗　避免盲目或不恰当使用抗菌药物,尤其是联合使用广谱抗菌药物。加强细菌学监测,有继发细菌感染证据时则及时应用抗菌药物,避免滥用抗生素引起的二次感染。建议根据患者病情静脉或口服给予针对社区获得性肺炎的抗菌药物,如莫西沙星或阿奇霉素。对于重症或危重患者,给予经验性抗微生物药物以治疗所有可能的病原体。对于脓毒症

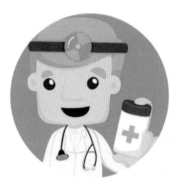

患者,应在初次患者评估后 1 小时内给予抗微生物药物。

6. 其他治疗措施

(1)糖皮质激素:糖皮质激素对于病毒是把"双刃剑",一方面会抑制机体免疫功能,可能导致病毒播撒;另一方面其可以减轻肺部炎症反应,有利于改善缺氧、呼吸窘迫症状。可根据患者呼吸困难程度、胸部影像进展情况,酌情短期(3~5 天)使用糖皮质激素,建议剂量不超

过相当于甲泼尼龙 1~2mg/（kg·d）。请注意：较大剂量糖皮质激素由于免疫抑制作用，会延缓对冠状病毒的清除。

（2）免疫增强药物：2019-nCoV 是一种尚未在人类中发现的新型冠状病毒。人体对新型病毒不具有肯定的免疫作用。免疫力低的老年人固然要注意防护，但对于"免疫力强"的中青年人来说，新型冠状病毒感染的肺炎同样存在很大威胁。从目前的情况看，72% 的感染者超过 40 岁，男性感染者占 64%，40% 的感染者本身还有其他疾病，如糖尿病、高血压等。

免疫力好比身体里的军队，遇到外界袭来的病毒、细菌等病原体时，会对其识别，并与之"作战"。病毒性肺炎的发生，本质上是免疫系统的自我攻击。正常情况下，免疫系统被调动后，会产生正常的"炎症-免疫反应"来清除有害物质。但炎症反应或免疫反应如果太强烈，对身体的破坏力也很大，可能导致患者死于呼吸衰竭、急性呼吸窘迫综合征和低血容量性休克。因此，除非有明确的免疫力低下的证据，否则并不主张常规使用免疫增强的药物预防或者治疗新型冠状病毒感染的肺炎。

（三）重症、危重症患者的治疗

1. 治疗原则　在对症治疗的基础上，积极防治并发症，治疗基础疾病，预防继发感染，及时进行器官功能支持。

2. 呼吸支持

（1）氧疗：重型患者应接受鼻导管或面罩吸氧，并及时评估呼吸窘迫和 / 或低氧血症是否缓解。

（2）高流量鼻导管氧疗或无创机械通气：当患者接受标准氧疗后呼吸窘迫和 / 或低氧血症无法缓解时，可考虑使用高流量鼻导管氧疗或无创通气。然而，此类患者使用无创通气治疗的失败率很高，应进行密切监测。若短时间（1~2 小时）内病情无改善甚至恶化，应及时进行气管插管和有创机械通气。

（3）有创机械通气：采用肺保护性通气策略，即小潮气量（4~8ml/kg理想体重）和低吸气压力（平台压 <30cmH$_2$O）进行机械通气，以减少呼吸机相关肺损伤。接受有创机械通气患者应使用镇静镇痛药物。当患者使用镇静药物后仍存在人机不同步，从而无法控制潮气量，或

出现顽固性低氧血症或高碳酸血症时,应及时使用肌松药物。当病情稳定后,应尽快减量并停用肌松药物。

(4)挽救治疗:对于严重 ARDS 患者,建议进行肺复张。在人力资源充足的情况下,每天应进行 12 小时以上的俯卧位通气。俯卧位通气效果不佳者,如条件允许,应尽快考虑体外膜氧合(ECMO)。

3. 循环支持　充分液体复苏的基础上,改善微循环,使用血管活性药物,必要时进行血流动力学监测。

4. 经验性抗细菌治疗　根据患者临床和影像学表现,如不能除外合并细菌感染,轻症患者可口服针对社区获得性肺炎的抗菌药物,如二代头孢或氟喹诺酮类;重症患者需覆盖所有可能的病原体。

5. 其他治疗措施　①酌情使用糖皮质激素;②可静脉给予血必净注射液 100ml/ 次,每日 2 次治疗;③可使用肠道微生态调节剂,维持肠道微生态平衡,预防继发细菌感染;④有条件情况下,对有高炎症反应的危重患者,可以考虑使用体外血液净化技术;⑤有条件时可采用恢复期血浆治疗;⑥患者常存在焦虑恐惧情绪,应加强心理疏导。

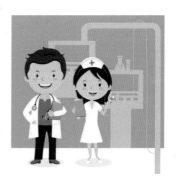

(四) 低氧性呼吸衰竭及急性呼吸窘迫综合征的处理

当患者出现呼吸窘迫、标准氧气无效时,应快速识别严重的低氧性呼吸衰竭。气管内插管应由训练有素和经验丰富的医生在空气传播预防措施下进行。

1. 肺保护通气策略　使用较低的潮气量(预计体重 4~8ml/kg 预测体重)和较低的吸气量(平台压力 <30cmH$_2$O)进行机械通气压力。对于严重 ARDS 患者,建议每天进行 >12 小时的俯卧通气。

2. 对无组织灌注不足的 ARDS 患者采用保守的液体管理策略。

3. 呼气末正压(PEEP)的应用　在中度或重度 ARDS 患者中,建议采用高 PEEP 而非低 PEEP。对于中度至重度 ARDS(PaO$_2$/

FiO$_2$<150mmHg)患者,不应常规持续静脉输注神经肌肉阻滞药物。在能够获得体外生命支持(ECLS)专业技术的环境中,肺部保护性通气后仍反复低氧血症的患者可以进行转诊。此外,避免患者与呼吸机断连,以免造成 PEEP 消失和肺不张。使用直插式导管进行气管抽吸,当需要断开连接时(例如,转移至转运呼吸机)夹紧气管导管。

(五) 脓毒性休克的管理

1. 成人脓毒性休克识别　当怀疑或确诊感染,且需要血管活性药物来保持平均动脉压(MAP)≥ 65mmHg、血乳酸≥ 2mmol/L 时,除外低血容量。

2. 儿童脓毒性休克识别　收缩压(SBP)< 同龄人第 5 个百分位数或低于正常水平 2 个标准差。或符合以下 2~3 项:意识状态改变;心动过速或心动过缓(婴儿心率 <90 次 /min 或 >160 次 /min,儿童心率 <70 次 /min 或 >150 次 /min);毛细血管充盈时间延长(>2 秒)或伴有洪脉的血管舒张;呼吸急促;皮肤花斑或皮疹或紫癜性皮疹;乳酸增加;少尿;体温过高或体温过低。

3. 治疗　在成年人脓毒性休克中进行复苏时,应在前 3 小时内给成年人至少注入 30ml/kg 等渗晶体。对儿童脓毒性休克进行液体复苏时,快速推注剂量为 20ml/kg,在急救时剂量为 40~60ml/kg。在液体复苏后仍存在休克,应使用升压药。初始血压目标是成人 MAP ≥ 65mmHg,或适合儿童年龄的目标。

(六) 并发症的治疗(表2)

表 2　并发症的治疗

预期效果	干预措施
减少有创机械通气天数	选择包括每日评估是否有自主呼吸的撤机方案 尽量减少持续镇静或间歇镇静,目标是轻度镇静,除非条件不允许

预期效果	干预措施
减少呼吸机相关肺炎发生率	在青少年和成人中,经口插管优于经鼻插管 保持患者半卧状态(床头抬高 30°~45°) 使用密闭式吸痰设备,冷凝水应及时倒弃 每个患者使用一套新的呼吸机管路,不常规更换,除非是管路破损或污染 每 5~7 天更换热湿交换器,污染或故障时更换
减少肺栓塞发生率	对于没有禁忌证的青少年和成人,使用药物治疗;对于有禁忌证的患者,使用机械预防(间歇充气加压装置)
减少导管相关性血流感染发生率	使用检查清单确保每一步严格按照无菌操作,每日评估管道的必要性,尽早拔除
减少压疮发生率	每 2 小时翻身 1 次
减少应急性溃疡和消化道出血发生率	早期给予肠内营养(入院 24~48 小时内) 对于有胃肠道出血风险的患者使用 H_2 受体阻断剂或质子泵抑制剂。消化道出血的危险因素包括机械通气 ≥ 48 小时,凝血功能障碍,肾脏替代治疗,肝脏疾病,多种并发症和较高器官衰竭评分
减少 ICU 相关疾病发生率	在安全前提下,在病程早期积极动员患者活动

(七) 妊娠患者的特别注意事项

对于疑似或确诊 2019-nCoV 感染的孕妇需要按上述推荐方案治疗,同时兼顾考虑妊娠的生理性因素。

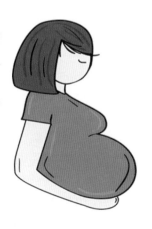

在使用探索性治疗方案时,需按个体利弊分析,基于母亲潜在的获益和胎儿的安全性,并咨询产科专家和伦理委员会。

紧急分娩和终止妊娠的决定基于多个因素,包括孕龄、母亲的状况、胎儿的稳定性。必须咨询产科、新生儿科和 ICU 的专家(视母亲情况)。

九 新型冠状病毒感染的肺炎中医治疗

（一）中医认识

中医对传染病的认识早在几百年前的《温疫论》一书中就有先人之论,指出"伤寒不传染于人,时疫能传染于人。伤寒之邪,自毫窍而入;时疫之邪,自口鼻而入""盖温疫之来,邪自口鼻而感,感于膜原,伏而未发者,不知不觉"。对此,蒲辅周最早指出,吴有性的这些论述说明了"致病因子是经过呼吸道的鼻子和消化道的口的途径而传染入人体的"(《祖国医学在急性传染病方面的研究报告》)。言下之意,吴有性已经认识到了瘟疫有空气和接触两种传染方式。自此以后,这一说法被中医学界广为接受,并给予吴有性极高评价:"他所创论的外感瘟疫病因及传受途径,开现代传染病学之先河"(《中国医学百科全书·医学史》)。

中医历来认为正气是抵御外邪、防病健身和促进机体康复最根本的要素,疾病过程就是"正气"和"邪气"相互作用的结果。对于新型冠状病毒感染的肺炎这一类重大传染性疾病,坚持中西医结合的防治原则,效果应当会更好。该病属于中医"疫病""温病"范畴。《说文解字》曰:"疫,民皆疾也。"明确指出"疫"是一种急性流行性传染病。该病属于中医"时疫"的一种。中医认为,"时疫"是由于六淫时行病毒侵袭人体所致,

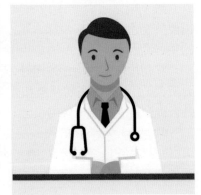

以风邪为主因。风邪虽为六淫之首,但不同季节往往与其他当令之时气相和而伤人。今年武汉气温偏高,冬时应寒而反温,风邪挟温燥之邪侵袭人体而致病。各地可根据病情、当地气候特点以及不同体质等情况,进行辨证治疗。后文将列举国家及各地推荐方案,以供参考。

(二) 病因病机

此次新型冠状病毒感染的肺炎疫情暴发后,国家中医药管理局高级专家组成员奔赴武汉,通过观察百余例患者,根据采集的四诊信息,审证求因,认为其属于瘟疫范畴,主要病性为湿毒,当为湿毒疫,且病位在肺脾。湿邪困脾闭肺,气机升降失司,湿毒化热,阳明腑实,湿毒瘀热内闭,热深厥深,基本病机为"湿、毒、瘀、闭"。考虑各地的新型冠状病毒感染的肺炎大都是经武汉输入的病例,因而目前观察到的病因属性和病机特点大致相似。但还应根据各地病情、当地气候特点以及不同体质等情况辨证论治。

(三) 病理特点(附部分新型冠状病毒感染的肺炎患者舌象)

当地诊治患者的临床表现分为两类,一类以发热为主来就诊,但体温多在37℃以上,不超过38.5℃;另一类以乏力、胸闷、脘痞、便溏就诊,而绝大多数患者都有咽干、咽痛,舌象多出现质淡紫暗,苔腻。部分伴干咳无痰。病程一般持续5~7天。若这个时期,患者体温持续在37~38℃,6~7天后,经过治疗一般会逐渐进入恢复期,但该时期的前3天内,患者体温突然高达39℃,喘憋气急,氧合差,肺部CT检查有大量渗出,可进而转为危重病例。

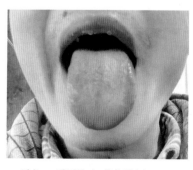 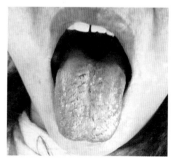

舌象 1 :舌质淡暗,苔黄腻(1)　　　舌象 2 :舌质淡暗,苔黄腻(2)

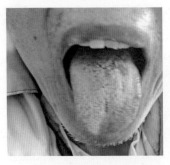
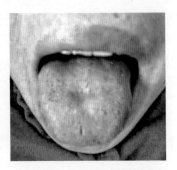

舌象 3 : 舌质暗, 苔黄腻　　　　　　舌象 4 : 舌质淡胖, 苔白腻

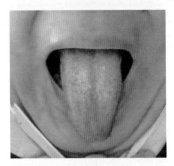
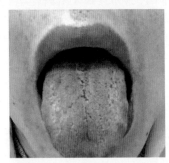

舌象 5 : 舌质淡红, 苔黄腻　　　　　舌象 6 : 舌质淡暗, 边有齿痕, 苔黄腻

新型冠状病毒感染的肺炎部分患者舌象

(四) 基于"截断扭转"之"通利泄邪"治疗新型冠状病毒感染的肺炎新策略

新型冠状病毒感染的肺炎,最常见的重症和死亡原因是呼吸衰竭、休克和多脏器衰竭,属于西医学的脓毒症和脓毒症休克,死亡率极高。该病属于中医"温病"范畴,其关键致病因素是"毒""瘀",基于中医"温病下不厌早"和"六腑以通为用",早、中期采用荡涤"毒"邪、"急下存阴",以顾护正气,既病防变,快速截断恶性发展趋势。方邦江教授所承担国家重点研发计划项目"基于'截断扭转'策略的中医药防治脓毒症循证评价及效应机制研究(2018YFC1705900)"的前期研究,以及自 2019 年 12 月以来对武汉部分医院新型冠状病毒感染的肺炎临床观察表明,该防治策略具有显著改善肺部病理变化、改善呼吸功能和其他器官功能的作用。针对具有起病急、来势凶、发展快、变化

速、病势重、威胁大的急性传染病,"截断扭转"之"通利泄邪"可成为治疗的策略和途径之一。已故著名国医大师朱良春教授,生前非常推崇"金元四大家"刘河间治疗热病之理论,破除温病"三禁",提出"先发制病,发于机先"的学术思想,其学术理论在2003年SARS患者诊治中取得良好临床疗效。方邦江教授项目组在继承朱良春学术思想基础上,创新提出"三管齐下"即发表、泻下、通利三法并举,重用麻黄、大黄、滑石三药,直挫热势之"三通疗法"。之于肺炎运用下法,即在辨证论治的方药中加用大黄,就是该法在临床治疗中运用的体现。既往有"病在脏,治其腑"之说,肠腑疏通,上焦壅遏之邪热、痰浊自有出路,且大黄本身有良好的抗菌作用。大黄具有清热化湿及泻血分实热功用。现代药理学研究证明,大黄不但用以缓下、健胃、利胆,而且具有较强的抗菌作用,如对甲型链球菌、乙型链球菌、肺炎球菌、金黄色葡萄球菌,以及伤寒杆菌、副伤寒杆菌、痢疾杆菌、白喉杆菌、炭疽杆菌等有较强的抑菌作用,对流感病毒亦有抑制作用。"三通疗法"自应用临床治疗病毒性或细菌性肺炎10余年来均显示出良好抗炎作用,并且自2020年1月以来,在武汉和湖北黄石疫区部分医院治疗新型冠状病毒感染的肺炎和疑似病人的高热,均取得一定的退热效果。

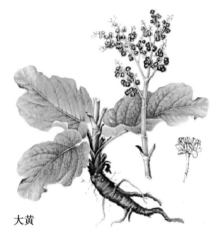

大黄

(五)"急性虚证"的理论提出及其在新型冠状病毒感染的肺炎中的应用

"急性虚证"是突感六淫、疫疠之邪,或因急性、严重中毒、失血、失液、外伤等,导致人体正气迅速耗伤的一种病理状态,是临床急危重症中最常见、最严重的一种正邪交争的病理形式。"急性虚证"理论具有两层含义:①急性:清晰指明了起病的原因是疫病等猝感各类严重的致病因素所致,同时也指明了急危重病的虚证表现形式与体质因素或慢性疾病因素导致"虚证"表现形式的不同点。②虚证:危重病各类致病因素导致发病的最终表现就是造成人体气血、津液、阴阳迅速耗损耗散甚至耗竭,正气大虚。这一点是完全符合临床急危重症发展情况的,其确立的理论定义,就为临床判断"急性虚证"建立了客观标准。方邦江教授提出的"急性虚证"和"急者也可治其本"创新学术思想,事实上是对"急则治其标,缓则治其本"传统中医治则的突破与发展。现有临床报告指出新型冠状病毒感染的肺炎,在短期内尤其是老年人和免疫力低下人群更容易加重、致死,表明"急性虚证"是该病引起重症和死亡的重要因素,而导致发病的最终表现就是造成人体气血、津液、阴阳迅速耗损耗散甚至耗竭,正气大虚。此次部分新型冠状病毒感染的肺炎患者在疾病进展中病情复杂多变,合并并发症,进而出现多脏器衰竭,预后极差,若治疗不及时,常常危及生命。方邦江教授强调在急诊辨证过程中迅速审查四诊,快速判断病情,抓住疾病的主要矛盾,准确辨证,果断处理,用药稳、准、狠,运用药性峻猛或大寒、大热、大辛、大苦、有毒之品,且药物剂量超出常量,如参附注射液、大剂量人参和附子,以取显效。在急救过程中可以辨证应用中药注射剂,方便快捷且迅速有效,同时也符合中医理论。正气存内,邪不可干。国医大师沈宝潘教授亦指出,对于急症防治需注意"虚"的问题,提出防治补虚的重要性。对于内闭外脱者,随时要防脱,也就是扶正防"虚"脱,还必须辨清闭和脱之比重,以指导扶正(治虚)和开闭药之比重。有关临床报道和来自武汉疫区的临床报告表明,相当多的新型冠状病毒感染的肺炎患者在短时间内发生免疫功能破坏,也即中医正气衰败的情况,非常符合"急性虚证"发病特点。据此,根据"急性虚证"理论,我们认为在新型冠状病毒感染的肺炎中医药治疗上,对重症患者和危重患者及早采用救逆、扶正、固本等扶正补虚之法,有可能成为逆转新型冠状病毒感染的肺炎病情恶化的新的治疗方向。

(六)国家中医药管理局《新型冠状病毒感染的肺炎诊疗方案(试行第五版)》

1. 医学观察期

(1)临床表现1:乏力伴胃肠不适;推荐中成药:藿香正气胶囊(丸、水、口服液)。

(2)临床表现2:乏力伴发热;推荐中成药:金花清感颗粒、连花清瘟胶囊(颗粒)、疏风解毒胶囊(颗粒)、防风通圣丸(颗粒)。

2. 临床治疗期

(1)初期:寒湿郁肺。

临床表现:恶寒发热或无热,干咳,咽干,倦怠乏力,胸闷,脘痞,或呕恶,便溏。舌质淡或淡红,苔白腻,脉濡。

推荐处方:苍术15g,陈皮10g,厚朴10g,藿香10g,草果6g,生麻黄6g,羌活10g,生姜10g,槟榔10g。

(2)中期:疫毒闭肺。

临床表现:身热不退或往来寒热,咳嗽痰少,或有黄痰,腹胀便秘,胸闷气促,咳嗽喘憋,动则气喘。舌质红,苔黄腻或黄燥,脉滑数。

推荐处方:杏仁10g,生石膏30g,瓜蒌30g,生大黄6g(后下),生炙麻黄各6g,葶苈子10g,桃仁10g,草果10g,槟榔10g,苍术10g。

推荐中成药:喜炎平注射液、血必净注射液。

(3)重症期:内闭外脱。

临床表现:呼吸困难,动辄气喘或需辅助通气,伴神昏,烦躁,汗出肢冷,舌质紫暗,苔厚腻或燥,脉浮大无根。

推荐处方:人参15g,黑顺片10g(先煎),山茱萸15g,送服苏合香丸或安宫牛黄丸。

推荐中成药:血必净注射液、参附注射液、生脉注射液。

(4)恢复期:肺脾气虚。

临床表现:气短,倦怠乏力,纳差呕恶,大便无力,便溏不爽,舌淡胖,苔白腻。

推荐处方:法半夏9g,陈皮10g,党参15g,炙黄芪30g,茯苓15g,藿香10g,砂仁6g(后下)。

(七)新型冠状病毒感染的肺炎地方中医药防治方案

1.《北京市新型冠状病毒感染的肺炎中医药防治方案(试行第一版)》

(1)成人中医药治疗方案

1)疫毒袭肺证(普通型)

症状:初期发热或无发热,恶风寒,咳

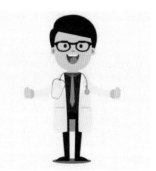

嗽,有痰或少痰,头身痛重,乏力,气短,口干,脘痞,或有便溏。舌苔白或黄或腻,脉滑数。

治法:清肺透邪,益气化浊。

具体组方:生石膏 30g(先煎),知母 10g,黄芩 10g,炙麻黄 10g,白蔻 6g(打),杏仁 9g,(炒)生薏苡仁 30g,桑白皮 15g,苍术 10g,黄芪 20g,沙参 15g,葶苈子 15g。

加减:发热重,加青蒿 15g,柴胡 15g;咽痛,加银花 15g、连翘 15g、桔梗 6g;苔腻,加藿香 10g、佩兰 10g;腹泻者,去知母,加黄连 9g。

参考中成药:口服金花清感颗粒、连花清瘟胶囊(颗粒)、双黄连口服液(颗粒)、清开灵胶囊等。

2)疫毒壅肺证(重症)

症状:高热,咳嗽,少痰,胸闷胸痛气促,身痛,口干不欲饮,脘腹胀满,恶心呕吐,便秘或便溏不爽,气短,乏力。舌红或绛、苔黄腻,脉滑数。

治法:清热化痰,保肺平喘。

具体组方:生石膏 45g(先煎),炙麻黄 10g,杏仁 10g,银花 15g,炒知母 10g,水牛角片 30g,浙贝母 10g,瓜蒌 30g,生大黄 10g(后下),厚朴 15g,地龙 20g,葶苈子 20g,赤芍 20g,生黄芪 30g。

加减:烦躁舌绛口干者,加生地 30g、丹皮 15g;气短乏力明显者,加西洋参 10g;便溏不爽者,加槟榔 10g。

参考中成药:①静脉滴注:痰热清注射液、血必净注射液、热毒宁注射液等;②口服:新雪颗粒、紫雪丹、金花清感颗粒、连花清瘟颗粒(胶囊)等。

3)疫毒闭肺证(危重型)

症状:呼吸困难,胸闷或胸痛,喘息气促,干咳,少痰,乏力,语声低微,躁扰不安,甚则神昏谵语,汗出肢冷,口唇紫暗,舌暗红苔黄腻,脉沉细欲绝。

治法:化浊开闭,益气敛阴。

具体组方:全瓜蒌 30,郁金 10g,葶苈子 30g,丹参 30g,地龙 15g,蚕砂 15g,苍术 15g,猪苓 30g,生大黄 10g(后下),枳实 15g,炒山栀 15g,生晒参 30g。

加减:气短疲乏喘重者,加山萸肉 30g;口唇发绀,加三七 3g(冲)、马鞭草 30g;冷汗淋漓,加炮附子 10g(先煎)。

参考中成药:①静脉滴注:参麦注射液、参附注射液、痰热清注射液、血必净注射液等;②口服:安宫牛黄丸或苏合香丸等。

4)气阴两虚证(恢复期)

症状:气短,动则气喘,或咳嗽,神疲倦怠,自汗,心悸,纳呆,口干咽燥,舌红少津或舌嫩红,舌苔黄或稍腻。

治法:益气养阴。

具体组方:沙参 15g,麦冬 15g,生黄芪 15g,神曲 20g,赤芍 15g,桑白皮 15g,地骨皮 15g,枳壳 10g,青蒿 15g,生地 15g。

加减:气短气喘,加五味子 10g;心烦失眠,加炒枣仁 15g。

参考中成药:口服生脉饮等。

(2)成人中药预防处方

处方 1:适用于流行期间普通人群的预防。麦冬 3g,桑叶 3g,菊花 3g,陈皮 2g。以上 4 味代茶饮,用于群体预防性投药加黄芪 10g。

处方 2:适用于流行期间普通人群,尤其适合伴咽喉不适、大便偏干者。金莲花 2 朵,麦冬 5 粒,青果 2 粒(打碎),白菊花 2 朵。以上 4 味代茶饮。

处方 3:适用于流行期间与新型冠状病毒肺炎患者密切接触或慢性基础病患者的预防。生黄芪 9g,北沙参 9g,知母 9g,金莲花 5g,连翘 9g,苍术 9g,桔梗 6g。以上 7 味水煎服,每日 1 次,可以连续服用 6 天。

2.《上海市新型冠状病毒感染的肺炎中医诊疗方案(试行)》

(1)医学观察期

1)临床表现 1:乏力伴胃肠不适。推荐中成药:藿香正气胶囊(丸、水、口服液)。

2)临床表现 2:乏力伴发热。推荐中成药:金花清感颗粒、连花清瘟胶囊(颗粒)、疏风解毒胶囊(颗粒)、防风通圣丸(颗粒)。

(2)临床治疗期

1)湿毒郁肺型

临床表现:恶寒发热或无热,干咳,咽干,倦怠乏力,胸闷,脘痞,或呕恶,便溏。舌质淡或淡红,苔白腻,脉濡。

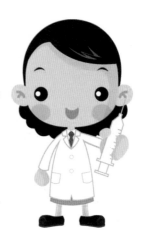

推荐处方:苍术 15g,陈皮 10g,厚朴 10g,藿香 10g,草果 6g,生麻黄 6g,羌活 10g,生姜 10g,槟榔 10g。有呕恶者,加黄连 3g、苏叶 6g。

2) 热毒闭肺型

临床表现:身热不扬或往来寒热,咳嗽少痰,或有黄痰,腹胀便秘,胸闷气短,咳嗽喘憋,动则气喘。舌质红,苔黄腻或黄燥,脉滑数。

推荐处方:杏仁 10g,生石膏 30g,瓜蒌 30g,生大黄 6g(后下),生炙麻黄各 6g,葶苈子 10g,桃仁 10g,草果 6g,槟榔 10g,苍术 10g,姜黄 9g,僵蚕 9g。

推荐中成药:喜炎平注射液、血必净注射液、痰热清注射液。

3) 内闭外脱型

临床表现:呼吸困难,动辄气喘或需要辅助通气,伴神昏,烦躁,汗出肢冷,舌质紫暗,苔黄腻后燥,脉浮大无根。

推荐处方:人参 15g,黑顺片 10g(先煎),山茱萸 15g,送服苏合香丸或安宫牛黄丸。

推荐中成药:血必净注射液、参附注射液、生脉注射液。

(3) 恢复期

1) 肺脾气虚型

临床表现:气短,倦怠乏力,纳差呕恶,痞满,大便无力,便溏不爽,舌淡胖,苔白腻。

推荐处方:法半夏 9g,陈皮 10g,党参 15g,炙黄芪 30g,茯苓 15g,藿香 10g,砂仁 6g(后下)。

2) 气阴两虚型

临床表现:咳嗽,无痰或少痰或咯痰不爽,气短乏力,动则加重,口干口渴,或盗汗或自汗,手足心热,舌体瘦小,质红或淡,苔薄少或花剥,脉沉细或细数。

推荐处方:南沙参 15g,人参 9g(党参 9g,太子参 15g,白参 9g,西洋参 9g),天冬 9g,麦冬 9g,淡竹叶 9g,桑叶 9g,蝉衣 6g,地骨皮 9g,炒苍术 15g,炒谷芽 15g。

3.《广东省新型冠状病毒感染的肺炎中医药治疗方案(试行第一版)》

(1) 早期

1) 湿邪郁肺,枢机不利

临床表现:低热或不发热,微恶寒,头身困重,肌肉酸痛,乏力,咳嗽痰少,口干饮水不多,或伴有胸闷脘痞,无汗或汗出不畅,或见呕恶纳呆,大便溏泄,舌淡红,苔白腻,脉浮略数。

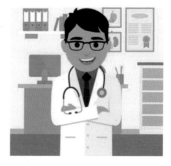

治法:化湿解毒,宣肺透邪。

方药:藿朴夏苓汤合小柴胡汤加减。藿香10g(后下),厚朴10g,法夏10g,茯苓15g,柴胡15g,黄芩10g,党参10g,杏仁10g,薏苡仁20g,猪苓10g,泽泻10g,白蔻仁10g(后下),淡豆豉10g,通草10g,生姜5g,大枣5g。

加减:头胀痛者,加蔓荆子、白芷、薄荷;咳嗽明显者,加蜜枇杷叶、紫苏子;痰多者,加瓜蒌、浙贝;咽喉肿痛者,加玄参、僵蚕、射干。

2)邪热壅肺,肺失宣降

临床表现:发热或高热,咳嗽,痰黄或稠,乏力,头痛,全身酸痛,口干口苦,心烦,尿赤便秘,舌红,苔黄或黄腻、不润,脉滑数。

治法:清热解毒,宣肺透邪。

方药:麻杏石甘汤合达原饮加减。炙麻黄8g,杏仁10g,生石膏30g,甘草5g,槟榔10g,厚朴10g,草果10g,知母10g,白芍10g,黄芩15g。

加减:大便黏滞不爽者,可合升降散;痰热重,痰黄稠量多者,加桑白皮、川贝、鱼腥草、金荞麦;身热烦躁者,加知母、丹皮、山栀子;气短乏力,口渴较甚者,可用西洋参炖服。

(2)中期

1)邪热闭肺,腑气不通

临床表现:发热,咳嗽,痰多黄稠,胸闷,气喘,口渴,口气臭秽,腹胀便秘,舌暗红,苔厚黄浊,脉滑数或沉紧。

治法:清热宣肺,通腹泻热。

方药:宣白承气汤、黄连解毒汤合解毒活血汤加减。生麻黄8g,杏仁12g,生石膏30g,生大黄10g,瓜蒌仁30g,桃仁10g,赤芍15g,葶苈子20g,黄连3g,黄芩10g,桑白皮10g,重楼10g,丹皮15g,郁金15g,石菖蒲15g,生地15g,玄参15g。

加减:大便秘结较甚,加生芒硝、虎杖;咳黄稠浓痰,加瓜蒌皮、鱼腥草;邪热伤津,加南沙参、石斛、知母或西洋参炖服。

2)湿热蕴毒,肺气闭塞

临床表现:发热,或身热不扬,汗出不畅,喘息气促,干咳或呛咳,或伴有咽痛,胸闷脘痞,口干饮水不多,口苦或口中黏腻,大便黏滞,舌暗红,苔黄腻,脉滑数。

治法:清热化湿,宣肺解毒。

方药:麻杏石甘汤、甘露消毒丹合升降散加减。生麻黄 8g,杏仁 12g,生石膏 30g,生甘草 10g,滑石 30g,茵陈 20g,黄芩 15g,白蔻仁 10g(后下),藿香 15g,法夏 15g,苍术 15g,葶苈子 20g,连翘 15g,白僵蚕 5g,蝉蜕 5g,姜黄 10g,生大黄 5g,重楼 10g,丹皮 15g,赤芍 15g,郁金 15g,石菖蒲 15g,生地 15g,玄参 15g。

加减:热偏盛,加黄连、鱼腥草;湿偏重,加茯苓、佩兰;湿热俱盛,加黄连、布渣叶、薏苡仁;肝胆湿热者,可选龙胆泻肝汤加减。

(3)极期

临床表现:内闭外脱,高热烦躁,咳嗽气促,鼻翼扇动,喉中痰鸣,憋气窘迫,语声断续,花斑疹点,甚则神昏,汗出肢冷,口唇紫暗,舌暗红,苔黄腻,脉沉细欲绝。

治法:益气回阳固脱。

方药:参附汤加味。红参 10g,炮附子 10g(先煎),山萸肉 30g,麦冬 20g,三七 10g。

加减:高热惊厥、神昏谵语者,加服安宫牛黄丸或紫雪散;痰迷心窍者,可冲服苏合香丸。

(4)恢复期

1)气阴两伤,余邪未尽

临床表现:已无发热或时有低热,乏力,心慌,口干,自汗出,腹胀,大便不调。舌淡红,苔白或苔少,脉虚数。

治法:益气养阴祛邪。

方药:二陈汤合王氏清暑益气汤加减。西洋参 20g,石斛 10g,麦冬 10g,知母 10g,淡竹叶 10g,黄连 3g,甘草 6g,茯苓 15g,法半夏 10g,橘红 10g,陈皮 10g,炒麦芽 30g。

加减:咳嗽明显者,北杏、前胡;湿浊明显者,可选用砂仁、苍术、厚朴;阴虚发热者,加青蒿、地骨皮、十大功劳叶;口干渴甚者,加玄参、天冬;痰中带血者,加丹皮、山栀子、藕节炭。

2)肺脾两虚

临床表现:困倦乏力明显,心慌心悸,口干,自汗出,纳差,腹胀,大便偏溏,舌淡胖,苔白,脉沉迟无力。

治法:健脾益气祛痰。

方药:参苓白术散加减。生晒参10g(另炖)、炒白术15g、茯苓15g、白扁豆30g、砂仁6g(打碎,后下)、莲子30g、炙甘草6g、桔梗10g、山药15g、薏苡仁30g、炒麦芽30g、神曲10g。

加减:纳差明显者,加炒谷麦芽、焦山楂;湿浊缠绵者,可选用苍术、石菖蒲、白蔻仁;汗出多者,加麻黄根、白芍;口干渴甚者,加玄参、天冬;伴有血脱者,加生晒参、阿胶;心慌心悸明显者,加丹参、远志。

4.《湖北省新型冠状病毒感染的肺炎中医药防治方案(试行)》

(1)预防:七味汤。黄芪15g、炒白术9g、防风9g、贯众6g、银花9g、陈皮6g、佩兰9g。

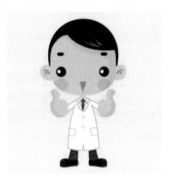

(2)中医药治疗

1)治疗原则:清热解毒,化湿祛浊。

2)分证论治

轻症——热毒袭肺证

主症:发热,恶寒,咽干痛,干咳少痰,四肢肌肉酸痛,乏力,头痛。

舌脉:舌边尖红,苔薄白或微黄,脉浮数。

治法:疏风解表,清热解毒。

基本方药:银翘散合清瘟败毒饮。

轻症——湿毒阻遏证

主症:干咳少痰,咳声声重,胸闷,伴有倦怠纳呆,大便溏。

舌脉:舌淡红,苔白腻,脉滑。

治法:解毒化湿,透邪外达。

基本方药:三仁汤合升降散或藿朴夏苓汤。

重症——湿毒蕴结证

主症:高热不退,咳嗽,或有黄痰,胸闷,呼吸气促,腹胀纳差,大便溏。

舌脉:舌红苔腻,边有齿痕,脉濡或滑数。

治法:清热解毒,燥湿化浊。

基本方药:甘露消毒丹合达原饮。

重症——热毒炽盛证

主症:壮热,咳嗽,痰黄稠,胸闷,呼吸气促,口渴烦躁,小便赤黄。

舌脉:舌绛红,苔黄或燥,脉数。

治法:清热凉血,泻火解毒。

基本方药:白虎汤合清营汤合清瘟败毒饮(人参败毒散)。

5.《陕西省新型冠状病毒感染的肺炎中医药治疗方案(试行第一版)》

(1)轻症

1)寒湿束表,热郁津伤

主症:发热初期,干咳,低热或高热,乏力,胃脘痞满,或恶寒,或头痛,或呕恶,或咽干咽痛,口微干。

舌脉:舌质淡红,苔薄白略腻,脉浮紧或浮缓。

治法:解表化湿,宣肺透热。

推荐处方:甘露消毒丹合藿香正气散加减。藿香(后下)、苏叶、桔梗、薄荷(后下)、连翘、芦根、滑石(布包煎)、炒白术、茯苓、陈皮、厚朴、生甘草。

或选用麻杏苡甘汤合升降散加减。

2)热毒袭肺

主症:发热头痛,热势较高,口干咳嗽,咽痛目赤,口渴喜饮,小便短赤。

舌脉:舌质红,苔黄或腻,脉滑数。

治法:辛凉透表,清热解毒。

推荐处方:银翘散合麻杏甘石汤加减。连翘、金银花、桔梗、薄荷(后下)、牛蒡子、竹叶、芦根、淡豆豉、麻黄、生石膏(先煎)、杏仁、柴胡、蝉蜕、生甘草。

3)外寒内热

主症:高热烦躁,恶寒怕风,身痛无汗,咽痛口干,咯黄黏痰或咳痰不利,大便秘结。

舌脉:舌质红,苔白而少津,脉滑数。

治法:发汗解表,清肺化痰。

推荐处方:大青龙汤合千金苇茎汤加减。麻黄、桂枝、杏仁、生石膏(先煎)、芦根、冬瓜仁、桃仁、生姜、生薏苡仁、大枣、生甘草。

(2)重症

1)热毒壅肺

主症:高热不退,咳嗽明显,少痰或无痰,喘促短气,头身痛;或伴心悸、躁扰不安。

舌脉:舌质红,苔薄黄或腻,脉弦数。

治法:清热宣肺,通腑泄热。

推荐处方:麻杏甘石汤合宣白承气汤加减。生石膏(先煎)、杏仁、生大黄(后下)、全瓜蒌、炙麻黄、知母、黄芪、芦根、生甘草。

2)内闭外脱

主症:神识昏蒙、淡漠,口唇爪甲紫暗,呼吸浅促,咯粉红色血痰,胸腹灼热,四肢厥冷,汗出,尿少。

舌脉:舌红绛或暗淡,脉沉细数。

治法:益气固脱,清热解毒。

推荐处方:参附汤加减。生晒参(先煎另炖)、制附片(先煎)、天冬、麦冬、生大黄(后下)、金银花、水牛角(先煎)、山萸肉、五味子、芦根、生甘草。

6.《甘肃省新型冠状病毒感染的肺炎中医药防治方案(试行)》

(1)预防

1)食疗

普通人群食疗方:银耳莲子百合排骨山药汤。银耳75g,百合100g,净山药50g,排骨500g,莲子数粒。以上食材净加水适量放入煲内,慢煲3小时,适量使用。

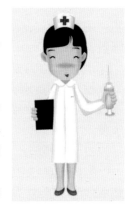

体虚易感人群食疗方:红萝卜250g,马蹄250g,竹蔗500g,鲜百合150g,生黄芪30g,蜜枣4粒。以上份量适合4人饮用,可凭个人喜好加入瘦肉适量,慢煲3小时,甜食或咸食均可。

已经患有普通感冒(肺炎)或肺炎易感人群

及武汉返(来)甘人群可试用以下食疗方:板栗250g,瘦猪肉500g,生苡米300g,陈皮30g,盐、姜、豆豉各少许。将板栗去皮,猪肉切块,加盐等调料,加水适量,煮烂即可带汤食用。

2)口服汤药

普通人群预防基本方药:贯众9~12g,苏梗12~15g,淡豆豉3~6g,酒大黄3~6g,苍术6~9g。煎服方法:加水500ml,水煎2次,每次30分钟,兑取200ml,不拘时服。

体虚易感人群预防基本方药:生黄芪15~30g,炒白术15~30g,防风6~9g,羌活3~6g,佩兰10~15g,生姜3~6g。煎服方法:加水500ml,水煎2次,每次30分钟,兑取200ml,不拘时服。

武汉返(来)甘人群预防基本方药:贯众9~12g,苍术6~9g,羌活6~9g,生黄芪9~15g,淡豆豉3~6g,生姜3~6g。煎服方法:加水500ml,水煎2次,每次30分钟,兑取200ml,不拘时服。

3)香囊

基本方:藿香15~30g,佩兰15~30g,冰片6~9g,白芷15~30g。上述药物制粗散,装致密小囊,随身佩戴。个人可根据基本方自制。

4)足浴方

基本方:杜仲30~45g,川断30~45g,当归15~20g,炙黄芪30~45g,藿香15~30g,生姜15~20g。用法:加水2 000ml,水煎45分钟,取汁,入桶中足浴。每天2次,每次30分钟,以全身微微汗出为度。

(2)治疗

1)温邪犯肺

临床表现:低热或未发热,干咳,少痰,咽干咽痛,头痛,倦怠乏力,肌肤困痛,胸闷,脘痞,或呕恶,或便溏。舌质淡红,苔白或薄黄腻,脉浮数。

治法:宣肺散邪,清热祛湿。

推荐处方:麻杏薏甘汤合升降散或达原饮;或羌活胜湿汤加减。炙麻黄、杏仁、草果、姜厚朴、槟榔、蝉蜕、连翘、羌活、苍术、桔梗、酒大黄。

2)温热壅肺

临床表现:发热,口渴,不欲饮,胸闷喘息,咽干少痰,纳差,大便不畅或便溏。舌红,苔黄厚腻,脉滑数。

治法:宣肺透邪,清热解毒。

推荐处方:麻杏石甘汤合银翘散加减。炙麻黄、杏仁、石膏、金银花、连翘、黄芩、郁金、浙贝、赤芍、胆南星。

3)温毒闭肺

临床表现:高热不退,咳嗽痰少,或有黄痰,胸闷喘促,腹胀便秘。舌质红,苔黄腻或黄燥,脉滑数。

治法:宣肺通腑,泄热解毒。

推荐处方:宣白承气汤合黄连解毒汤,可配合犀角地黄汤加减。杏仁、生石膏、胆南星、酒大黄、炙麻黄、葶苈子、水牛角、桃仁、赤芍、生甘草。

4)内闭外脱

临床表现:神昏,烦躁,胸腹灼热,手足逆冷,呼吸急促或需要辅助通气。舌质紫绛,苔黄褐或燥,脉浮大无根。

治法:开闭固脱,解毒救逆。

推荐处方:四逆加人参汤、安宫牛黄丸、紫雪丹。人参、附子、山萸肉、天竺黄煎汤合安宫牛黄丸或紫雪丹鼻饲。

7.《江西省新型冠状病毒感染的肺炎中医药防治方案(试行)》

(1)预防:玉屏风散。生黄芪12g,防风10g,白术10g,银花10g,连翘10g,贯众6g,佩兰10g,陈皮10g,苍术10g,桔梗10g。

(2)中医药治疗

1)湿毒郁肺,枢机不利

临床表现:低热或不出现发热,干咳,少痰,咽干,咽痛,倦怠乏力,胸闷,脘痞,或呕恶,便溏,舌质淡或淡红,苔白或白腻,脉濡。

治法:宣肺透邪,解毒祛湿。

推荐处方:麻杏苡甘汤加味。麻黄、杏仁、薏苡仁、生甘草、柴胡、黄芩、连翘、贯众、大青叶、牛蒡子、苍术、草果。

加减:便秘,加重牛蒡子、杏仁用量;发热重者,加滑石、羚羊角粉;咳嗽明显,加矮地茶。

2)热毒夹湿,肺失宣降

临床表现:发热,口渴,不欲饮,胸闷,咽干少痰,纳差,大便不畅或便溏,舌边尖红,苔黄,脉濡数。

治法:宣肺泻热,解毒祛湿。

推荐处方:麻杏石甘汤加味。麻黄、杏仁、石膏、生甘草、金银花、连翘、大青叶、黄芩、浙贝、苍术、滑石、藿香。

加减:咽喉红肿者,加银翘马勃散。

3)热毒闭肺,腑气不通

临床表现:高热不退,咳嗽痰少,胸闷气促,或伴咯血,痰中带血,多有黄痰,腹胀便秘,舌质红,多有黄痰,脉数。

治法:清热泻肺,解毒通腑。

推荐处方:宣白承气汤加味。杏仁、生石膏、瓜蒌、大黄、葶苈子、贯众、大青叶、桃仁、白茅根、芦根、生甘草。

加减:高热不退,加安宫牛黄丸或羚羊角粉(冲);便秘,加枳壳、厚朴。

4)内闭外脱

临床表现:神昏,烦躁,胸腹灼热,手足逆冷,呼吸急促或需要辅助通气,舌质紫绛,苔黄褐或燥,脉浮大无根。

治法:开闭固脱,解毒救逆。

推荐处方:四逆加人参汤(参附汤)、安宫牛黄丸、紫雪散。人参、附子、山茱萸,送服安宫牛黄丸或紫雪散。

8.《吉林省新型冠状病毒感染的肺炎中医药治疗方案(试行第一版)》

(1)湿邪郁肺

临床表现:低热或未发热,干咳,少痰,咽干咽痛,倦怠乏力,胸闷,脘痞,或呕恶,便溏。舌质淡或淡红,苔白或白腻,脉濡。

治法:化湿解毒,宣肺透邪。

推荐处方:麻杏薏甘汤、升降散、达原饮。麻黄5~10g,杏仁5~10g,草果5~10g,槟榔5~10g,蝉蜕6~12g,连翘10~12g,苍术10~20g,黄芩10~15g,生薏苡仁10~15g,生甘草5~10g。

(2)邪热袭肺

临床表现:发热,口渴,不欲饮,胸闷,咽干少痰,纳差,大便不畅或便溏。舌边尖红,苔黄,脉浮数。

治法:清热解毒,宣肺透邪。

推荐处方:麻杏石甘汤、小柴胡汤加厚朴、茯苓、薏苡仁。麻黄5~10g,杏仁5~10g,生石膏30~50g,连翘10~20g,黄芩5~10g,柴胡

10~15g,生薏苡仁 10~15g,厚朴 5~10g,茯苓 10~15g,生甘草 5~10g。

(3)湿热蕴毒,肺气闭塞

临床表现:发热,或身热不扬,汗出不畅,喘息气促,干咳或呛咳,或伴有咽痛,胸闷脘痞,口干饮水不多,口苦或口中黏腻,大便黏滞。舌暗红,苔黄腻,脉滑数。

治法:清热化湿,宣肺解毒。

推荐处方:麻杏石甘汤、甘露消毒丹合升降散。麻黄 5~10g,杏仁 5~10g,生石膏 30~50g,滑石 10~20g,茵陈 10~30g,黄芩 10~15g,白蔻仁 5~10g(后下),藿香 10~15g,苍术 10~15g,葶苈子 10~20g,连翘 10~15g,白僵蚕 5~10g,蝉蜕 6~12g,姜黄 5~10g,赤芍 10~15g,生甘草 5~10g。

加减:热偏盛,加黄连、鱼腥草;湿偏重,加茯苓、佩兰;湿热俱盛,加黄连、生薏苡仁;肝胆湿热者,可选龙胆泻肝汤。

(4)邪毒闭肺

临床表现:高热不退,咳嗽痰少,或有黄痰,胸闷气促,腹胀便秘。舌质红,苔黄腻或黄燥,脉滑数。

治法:宣肺解毒,通腹泻热。

推荐处方:宣白承气汤、黄连解毒汤、解毒活血汤。杏仁 5~10g,生石膏 30~50g,瓜蒌 10~15g,大黄 3~5g,麻黄 5~10g,葶苈子 10~20g,桃仁 5~10g,赤芍 10~15g,生甘草 5~10g。

(5)内闭外脱

临床表现:神昏,烦躁,胸腹灼热,手足逆冷,呼吸急促或需要辅助通气。舌质紫暗,苔黄褐或燥,脉浮大无根。

治法:开闭固脱,解毒救逆。

推荐处方:四逆加人参汤、安宫牛黄丸、紫雪散。人参 5~10g,附子 6~10g(先煎),山茱萸 20~25g,送服安宫牛黄丸或紫雪散。

9.《黑龙江省新型冠状病毒感染的肺炎中医药防治方案(第二版)》

(1)湿温郁肺证

临床表现:低热或无发热,咳嗽,咯痰,咽痛,倦怠乏力,或胸闷、脘痞、腹胀,或呕恶,纳少,便溏,舌质淡或淡红,苔白或白腻,脉浮缓。

治疗原则:化湿解毒,宣肺透邪。

建议方药:三仁汤合藿朴夏苓汤加减。杏仁 10g,白豆蔻 15g,姜半夏 15g,陈皮 10g,茯苓 15g,生薏苡仁 20g,通草 15g,藿香 15g,厚朴 15g,白术 15g,土茯苓 20g,竹叶 15g,芦根 15g,生姜 10g,甘草 10g。

（2）痰热壅肺证

临床表现：高热，咳嗽，咯黄痰，咽痛，严重伴喘，胸闷痛，汗出，口渴，手足逆冷，舌质淡红，苔薄黄或黄腻，脉滑数。

治疗原则：清肺解毒泻热，化痰止咳平喘。

建议方药：麻杏石甘汤合清气化痰汤加减。麻黄 9g,杏仁 10g,生石膏 30~50g,甘草 10g,浙贝母 15g,瓜蒌 15g,黄芩 15g,桔梗 15g,枳壳 15g,茯苓 20g,葶苈子 15g,鱼腥草 30g,白术 15g,苍术 15g,陈皮 10g,清半夏 10g。大便秘结者，加生大黄。

中药制剂推荐：痰热清注射液、热毒宁注射液、复方金银花颗粒、金石清瘟解毒口服液（黑龙江省中医药科学院制）、双黄连口服液、复方芩兰口服液、银连清瘟解毒口服液（黑龙江省中医药科学院制）等。

（3）邪毒闭肺证

临床表现：发热，入夜尤甚，喘促，呼吸困难，咳嗽，咯黄痰或铁锈色泡沫痰，胸胁痛，口唇发绀，舌质淡紫或降紫，苔黄腻，脉弦滑数。

治疗原则：清气凉血解毒，活血化瘀通络。

建议方药：清瘟败毒饮合解毒活血汤加减。水牛角 30g,生地 15g,黄芩 15g,丹皮 15g,生石膏 30~50g,栀子 10g,玄参 15g,浙贝母 15g,连翘 15g,知母 15g,桔梗 15g,丹参 15g,桃仁 15g,地龙 15g,川芎 15g,太子参 15g,甘草 10g。

（4）邪毒蒙窍证

临床表现：发热，神昏谵语，烦躁不安，胸腹灼热，手足逆冷，喘促。舌质紫绛，苔黄而燥，脉浮。

治疗原则：清热解毒，豁痰开窍。

建议方药：紫雪丹或至宝丹、安宫牛黄丸、苏合香丸酌情选用。

出现内闭外脱之证时，中药制剂可选用参附注射液、生脉注射液等。

（5）余邪未尽，气阴两伤证

临床表现：汗出热退，或低热，干咳，少痰或无痰，口干，口渴，舌质红，苔黄燥或少苔，脉浮数或虚数。

治疗原则：清热生津，益气养阴。

建议方药:竹叶石膏汤合清燥救肺汤等加减。竹叶15g,石膏20g,太子参15g,麦冬20g,半夏10g,枇杷叶15g,玉竹15g,玄参15g,杏仁10g,甘草10g。

10.《四川省新型冠状病毒感染的肺炎中医药干预建议处方(试行第一版)》

(1)急性期:可根据病因偏重分型如下。

1)风热夹湿证

临床表现:发热,不恶寒,口渴,不欲饮,咽干咽痛,干咳少痰,口淡无味,不思饮食,胸闷,脘腹痞满,或呕恶,倦怠乏力,大便质稀软不爽,舌质淡红,苔白腻,脉濡数。

治法:辛凉解表,芳香化湿。

处方:银翘散、藿朴夏苓汤合方加减。金银花30g,连翘30g,荆芥15g,牛蒡子15g,薄荷15g,桔梗30g,杏仁15g,广藿香15g,厚朴15g,茯苓30g,法半夏15g,豆蔻15g,薏苡仁30g,白扁豆30g,焦山楂30g,建曲15g,芦根30g。

2)风寒夹湿证

临床表现:发热,微恶寒,头身疼痛,干咳无痰,口淡无味,不思饮食,胸闷,脘腹痞满,倦怠乏力,大便质稀软不爽,舌淡,苔白腻,脉濡。

治法:辛温解表,芳香化浊。

处方:荆防败毒散、藿朴夏苓汤合方加减。荆芥15g,防风15g,川芎15g,白芷15g,薄荷15g,桔梗30g,广藿香15g,紫苏叶15g,厚朴15g,炒白术30g,法半夏15g,建曲15g,薏苡仁30g,茯苓30g,豆蔻15g,杏仁15g,焦山楂30g,白扁豆30g,芦根30g。

3)湿邪郁肺证

临床表现:低热或未发热,干咳,少痰,咽干咽痛,倦怠乏力,胸闷,脘痞,或呕恶,便溏。舌质淡或淡红,苔白或白腻,脉濡。

治法:化湿解毒,宣肺透邪。

处方:麻杏苡甘汤、升降散、达原饮。蜜麻黄10g,杏仁15g,草果10~20g,槟榔10~15g,蝉蜕5~10g,连翘10~30g,苍术10~15g,桔梗20~30g,黄芩15g,牛蒡子15g,生甘草5~10g。

4)湿热蕴肺证

临床表现:发热,渴不喜饮,胸闷倦怠,头身困重,痰不易咯出,口淡无味,不欲饮食,大便不爽,舌红,苔白黄腻或黄腻,脉濡数。

治法:清热宣肺,芳香化湿。

处方:清气化痰汤合藿朴夏苓汤加减。陈皮10~15g,杏仁10~15g,黄芩10~15g,瓜蒌皮10~15g,茯苓15~30g,藿香15g,厚朴10~20g,青蒿20~30g,芦根20~30g,金银花15~30g,太子参30g,生甘草5~10g。

5)邪热壅肺证

临床表现:发热,口渴,不欲饮,胸闷,咽干少痰,纳差,大便不畅或便溏。舌边尖红,苔黄,脉浮数。

治法:清热解毒,宣肺透邪。

处方:麻杏石甘汤、银翘散。蜜麻黄10g,杏仁10~15g,石膏20~30g,桑白皮15g,金银花20~30g,连翘20~30g,黄芩15g,浙贝母15g,生甘草5~10g。

6)邪毒闭肺证

临床表现:高热不退,咳嗽痰少,或有黄痰,胸闷气促,腹胀便秘。舌质红,苔黄腻或黄燥,脉滑数。

治法:宣肺解毒,通腑泻热。

处方:宣白承气汤、黄连解毒汤、解毒活血汤。杏仁15g,石膏20~30g,瓜蒌皮15g,大黄5g,蜜麻黄10g,葶苈子15~20g,桃仁10g,赤芍15g,生甘草5~10g。

7)内闭外脱证

临床表现:神昏,烦躁,胸腹灼热,手足逆冷,呼吸急促或需要辅助通气。舌质紫绛,苔黄褐或燥,脉浮大无根。

治法:开闭固脱,解毒救逆。

处方:四逆加人参汤、安宫牛黄丸、紫雪散。生晒参20~30g,制附片(先煎去麻)30~60g,山茱萸15~20g,送服安宫牛黄丸或紫雪散。阳气暴脱者,可加参附注射液静脉滴注。

(2)恢复期:余邪未尽、气阴两虚证。

临床表现:心烦口渴,少气懒言,痰少,或干呕咳逆,或鼻咽干燥,口淡食少,舌红少苔,脉细或细数。

治法:益气养阴,健脾除湿。

处方:竹叶石膏汤合四君子汤加减。竹叶 15g,石膏 15~20g,太子参 20~30g,麦冬 10~15g,半夏 10g,白术 15~20g,茯苓 15~20g,炙甘草 5~10g。

11.《贵州省病毒性肺炎中医药防治参考方案》

(1) 预防用药

1) 处方 1:北沙参 10g,玉竹 20g,石斛 20g,贯众 20g,苍术 10g,石菖蒲 10g。

2) 处方 2:升阳益胃汤。生黄芪 15~20g,法半夏 10g,太子参 15g,白术 15g,防风 15g,茯苓 20g,陈皮 10g,柴胡 10g,桔梗 12g,牛蒡子 12g。

(2) 治疗用方

1) 风热犯肺证

主症:发病初期,发热或未发热,乏力咽痛,轻咳少痰,无汗。

舌脉:舌质红,苔薄或薄腻,脉浮数。

治法:疏散风热,清瘟解毒。

基本方药:①银翘败毒散:金银花 9g,马勃 4.5g,葛根 6g,牛蒡子 4.5g,蝉蜕 3g,连翘 6g,石膏 15g,僵蚕 6g,板蓝根 4.5g;②连翘败毒散:荆芥(后下)10g,防风 15g,柴胡 10g,前胡 12g,炒黄芩 10g,桔梗 12g,牛蒡子 12g,银花 15g,大贝母 15g,连翘 15g,枳壳 10g,茯苓 20g,川芎 10g,甘草 6g。

2) 热毒袭肺证

主症:高热,咽痛,咳嗽,痰黏咯痰不爽,口渴喜饮,咽部充血,目赤。

舌脉:舌质红,苔黄或腻,脉滑数。

治法:清热解毒,宣肺止咳。

基本方药:麻杏银翘散。麻黄 6g,杏仁 12g,甘草 6g,生石膏 30~40g(先煎),连翘 15g,金银花 15g,桔梗 12g,前胡 12g,法竹叶 12g,桑白皮 15g,芦根 20g。

3) 毒热壅肺证

主症:身热,呼吸气促,口唇发绀,少痰或痰中带血,或伴心悸。

舌脉:舌质红绛或暗紫,苔薄黄或腻,脉细数。

治法:宣肺解毒,解热祛湿。

基本方药:麻黄连翘赤小豆汤。麻黄 6g,连翘 12g,杏仁 12g,赤小豆 30g,桔梗 12g,前胡 12g,桑白皮 15g,葛根 15g,炒黄芩 10g,大贝母 15g,甘草 6g。

4)毒热内陷、内闭外脱证

主症:神识昏蒙、淡漠,口唇爪甲紫暗,呼吸浅促,咯粉红色血痰,四肢厥冷,汗出,尿少。

舌脉:舌红绛或暗淡,脉沉细数。

治法:益气固脱,镇静安神。

基本方药:参麦龙牡汤。人参 15g,麦冬 12g,生龙骨 25g,生牡蛎 25g。

(3)恢复期用方:余邪未尽、气阴两虚证。

主症:低热,咳嗽痰喘,精神萎靡,食欲不振,口干便结。

舌脉:舌质嫩红,舌苔少而欠津,脉细数。

治法:养阴清热。

基本方药:沙参麦冬汤。沙参 15g,玉竹 10g,生甘草 6g,冬桑叶 10g,麦冬 15g,生扁豆 10g,花粉 10g。

12.《云南省新型冠状病毒感染的肺炎中医药防治方案(试行)》

(1)湿邪郁肺

临床表现:低热或未发热,干咳,少痰,咽干咽痛,倦怠乏力,胸闷,脘痞,或呕恶,便溏。舌质淡或淡红,苔白或白腻,脉濡。

治法:化湿解毒,宣肺透邪。

推荐处方:麻杏薏甘汤、升降散、达原饮。

基本方药:麻黄、杏仁、草果、槟榔、蝉蜕、连翘、苍术、桔梗、黄芩、牛蒡子、生甘草。

(2)邪热壅肺

临床表现:发热,口渴,不欲饮,胸闷,咽干少痰,纳差,大便不畅或便溏,舌边尖红,苔黄,脉浮数。

治法:清热解毒,宣肺透邪。

推荐处方:麻杏石甘汤、银翘散。

基本方药:麻黄、杏仁、石膏、桑白皮、金银花、连翘、黄芩、浙贝母、生甘草。

(3)邪毒闭肺

临床表现:高热不退,咳嗽痰少,或有黄痰,胸闷气促,腹胀便秘。舌质红,苔黄腻或黄燥,脉滑数。

治法:宣肺解毒,通腑泻热。

推荐处方:宣白承气汤、黄连解毒汤、解毒活血汤。

基本方药:杏仁、生石膏、瓜蒌、大黄、麻黄、葶苈子、桃仁、赤芍、生甘草。

(4)内闭外脱

临床表现:神昏,烦躁,胸腹灼热,手足逆冷,呼吸急促或需要呼吸机辅助通气。舌质紫绛,苔黄褐或燥,脉浮大无根。

治法:开闭固脱,解毒救逆。

推荐处方:四逆加人参汤、安宫牛黄丸、紫雪散。

基本方药:人参、附子、山茱萸,送服安宫牛黄丸或紫雪散。

新型冠状病毒感染的肺炎
解除隔离和出院标准

　　体温恢复正常 3 天以上、呼吸道症状明显好转，连续 2 次呼吸道病原核酸检测阴性(采样时间间隔至少 1 天)，可解除隔离出院或根据病情转至相应科室治疗其他疾病。

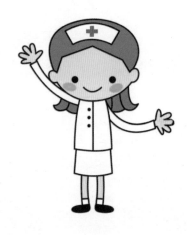

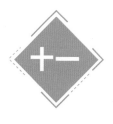

十一 新型冠状病毒中西医结合个人防护

(一)远离新型冠状病毒传染"五原则"

1. 正确、及时实施手卫生　手卫生已成为控制医院感染发生的重要措施。根据《医务人员手卫生规范》(WS/T313-2009),需严格执行手卫生要求,提高全院医务人员手卫生意识,做好手卫生工作,预防和减少医院感染。

(1)洗手与卫生手消毒的原则:①当手部有血液或其他体液等肉眼可见污染时,应用肥皂(皂液)和流动水洗手;②手部没有肉眼可见污染时,可使用速干手消毒剂消毒双手代替洗手。

(2) 世界卫生组织提出的五个重要的手卫生时机:①接触患者前;②进行清洁(无菌)操作前;③接触患者后;④接触患者体液后;⑤接触患者周围环境后。

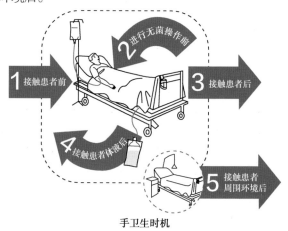

手卫生时机

(3)手卫生方法

1)洗手

A. 在流动水下,使双手充分淋湿。

B. 取适量肥皂液,均匀涂抹至整个手掌、手背、手指和指缝。

扫一扫,学习七步洗手法

C. 认真揉搓双手至少15秒,应注意清洗双手所有皮肤,包括指背、指尖和指缝。为了方便记忆,揉搓步骤可简单归纳为七字口诀:内—外—夹—弓—大—立—腕。

第一步(内):掌心对掌心,相互揉搓。

第二步(外):掌心对手背,两手交叉揉搓。

第三步(夹):掌心对掌心,十指交叉揉搓。

第四步(弓):十指弯曲紧扣,转动揉搓。

第五步(大):拇指握在掌心,转动揉搓。

第六步(立):指尖在掌心揉搓。

第七步(腕):清洁手腕。

D. 在流动水下彻底冲净双手,擦干,取适量护手液护肤。

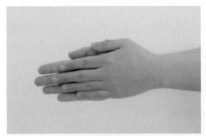

掌心对掌心揉搓

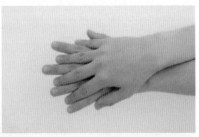

双手交叉,掌心对手背揉搓

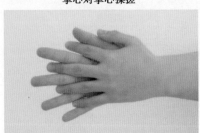

手指交叉,掌心对掌心揉搓

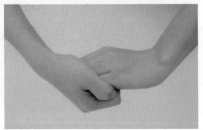

十指弯曲紧扣揉搓

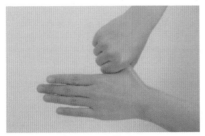

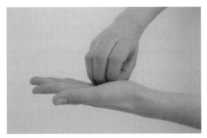

拇指在掌中揉搓 　　　　　　　　指尖在掌心揉搓

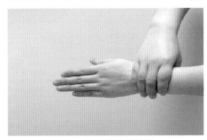

对手腕进行清洗

七步洗手法

2）卫生手消毒

A. 取适量的速干手消毒剂于掌心。

B. 严格按照上述洗手方法的步骤进行揉搓。

C. 揉搓时保证手消毒剂完全覆盖手部皮肤，直至手部干燥。

扫一扫，观看快速手消毒

（4）医护工作者戴手套指征

1）当接触血液、血液制品、分泌物、排泄物（汗水除外）、黏膜和不完整皮肤时，应戴手套形成有效的保护膜，防止手部被污染。

2）在进行侵入性操作，或其他会接触病人不完整皮肤黏膜的护理活动时，戴手套可以减少微生物从医护人员的手上传给病人。

3）为防止医护人员在照顾不同

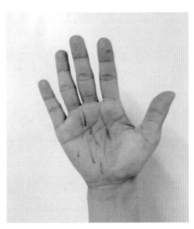

病人时,微生物从一个病人或物体上传播到另一个病人身上,必须在每个病人之间更换手套,并且在脱掉手套后立即进行手卫生。

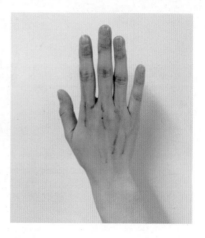

2. 正确选择、佩戴、摘除口罩　口罩是预防呼吸道传染病的重要防线,可以降低新型冠状病毒感染风险。口罩不仅可以防止病人喷射飞沫,降低飞沫量和喷射速度,还可以阻挡含病毒的飞沫核,防止佩戴者吸入。

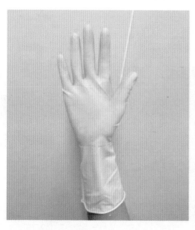
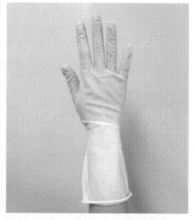

(1)佩戴原则:科学合理佩戴,规范使用,有效防护。具体如下:

1)在非疫区空旷且通风场所不需要佩戴口罩,进入人员密集或密闭公共场所需要佩戴口罩。

2)在疫情高发地区空旷且通风场所建议佩戴一次性使用医用口罩;进入人员密集或密闭公共场所时,需佩戴医用外科口罩或颗粒物防护口罩。

3)有疑似症状到医院就诊时,需佩戴不含呼气阀的颗粒物防护口罩或医用防护口罩。

4) 有呼吸道基础疾病患者需在医生指导下使用防护口罩。年龄极小的婴幼儿不能戴口罩,易引起窒息。

5) 棉纱口罩、海绵口罩和活性炭口罩对预防病毒感染无保护作用。

(2) 推荐口罩类型及使用对象

1) 一次性使用医用口罩:推荐公众在非人员密集的公共场所使用。

2) 医用外科口罩:防护效果优于一次性使用医用口罩,推荐疑似病历、公共交通司乘人员、出租司机、环卫工人、公共场所服务人员等在岗期间佩戴。

3) KN-95/N-95 及以上颗粒物防护口罩:防护效果优于医用外科口罩、一次性使用医用口罩,推荐现场调查、采样和检测人员使用。公众在人员高度密集场所或密闭公共场地也可以佩戴。

4) 医用防护口罩:推荐发热门诊、隔离病房医护人员及确诊患者转移时佩戴。

(3) 使用后口罩处理原则

1) 健康人群佩戴过的口罩,没有新型冠状病毒传播的风险,一般在口罩变形、弄湿或弄脏导致防护性能降低时更换。健康人群使用后的口罩,按照生活垃圾分类的要求处理即可。

2) 疑似病例或确诊患者佩戴的口罩,不可随意丢弃,应视作医疗废弃物,严格按照医疗废弃物有关流程处理,不得进入流通市场。

(4) 儿童佩戴口罩的标准与注意事项:建议儿童选用符合中华人民共和国国家标准《呼吸防护用品——自吸过滤式防颗粒物呼吸器》(GB2626-2006) 的 KN-95 型口罩,并标注儿童或青少年颗粒物防护口罩的产品。儿童使用口罩需注意以下事项:

1) 儿童在佩戴前,需在家长帮助下,认真阅读并正确理解使用说明,以掌握正确使用呼吸防护用品的方法。

2) 家长应随时关注儿童口罩佩戴情况,如儿童在佩戴口罩过程中感觉不适,应及时调整或停止使用。

3) 因儿童脸型较小,与成人口罩边缘无法充分密合,不建议儿童佩戴具有密合性要求的成人口罩。

（5）正确佩戴口罩方法

1）佩戴外科口罩流程

A. 将口罩罩住鼻、口及下巴，口罩下方带系于颈后。

B. 上方带系于头顶中部。

C. 将双手指尖放于鼻夹上，从中间位置开始，用手指向内按压，并逐步向两侧移动，根据鼻梁形状塑造鼻夹。

D. 调整系带松紧度，使其贴合面部。

2）佩戴医用防护口罩流程

A. 一手托住防护口罩，防水层朝外有鼻夹的一侧在上。

B. 将防护口罩罩住鼻、口及下巴，鼻夹部位向上紧贴面部。

C. 用另一只手将下方系带拉过头顶，放在颈后双耳下，再将上方系带拉至头顶中部。

D. 将双手食指尖放在金属鼻夹上，从中间位置开始，用手指向内按鼻夹，并分别向两侧移动和按压，根据鼻梁的形状塑造鼻夹。

扫一扫，学习佩戴防护口罩

E. 每次佩戴医用防护口罩进入工作区域之前，应进行密合性测试。测试方法：将双手完全盖住防护口罩，快速呼气，若鼻夹附近有漏气，应调整口罩位置或收紧带子，若漏气位于四周，应调整到不漏气为止。

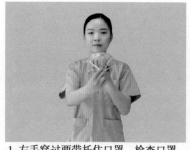

1. 左手穿过两带托住口罩，检查口罩系带是否牢固

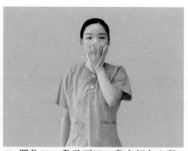

2. 罩住口、鼻及下巴，鼻夹部向上紧贴面部

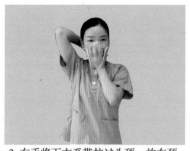

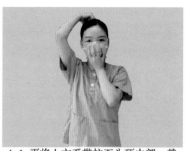

3. 右手将下方系带拉过头顶，放在颈后耳朵下方

4-1. 再将上方系带拉至头顶中部，戴好后调整系带

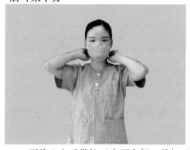

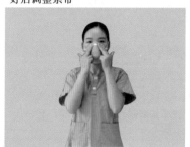

4-2. 再将上方系带拉至头顶中部，戴好后调整系带

5. 双手指尖放于金属鼻夹处，根据鼻梁的形状塑造鼻夹，双手不接触面部任何部位

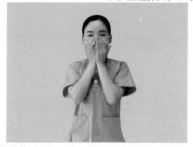

6. 双手完全盖住防护口罩，快速呼气2次，检查口罩的密合性

(6) 正确摘除口罩方法

1) 摘除外科口罩流程

A. 不要接触口罩前面（污染面），先解开下方的系带。

B. 再解开上方的系带。

C. 用手捏住系带投入医疗废物桶内。

D. 手卫生。

2) 摘除医用防护口罩流程

A. 双手同时抓住两根松紧带,提过头部,脱下。
B. 用手捏住松紧带投入医疗废物桶内。
C. 手卫生。
3. 正确执行级别防护
(1)医务人员的分级防护要求(表3)

扫一扫,观看摘取防护口罩

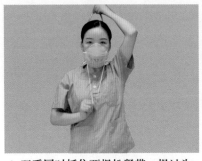

1. 双手同时抓住两根松紧带,提过头部,脱下

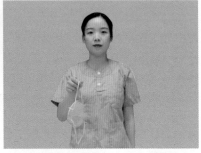

2. 用手捏住松紧带投入医疗废物桶内

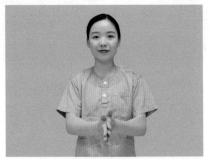

3. 手卫生

表3 医务人员分级防护要求

防护级别	使用情况	医用防护用品									
		外科口罩	防护口罩	防护面屏或护目镜	手卫生	乳胶手套	工作服	隔离衣	防护服	工作帽	鞋套
一般防护	普通门(急)诊、普通病房医务人员	+	–	–	+	±	+	–	–	–	–

防护级别	使用情况	医用防护用品									
		外科口罩	防护口罩	防护面屏或护目镜	手卫生	乳胶手套	工作服	隔离衣	防护服	工作帽	鞋套
一级防护	发热门诊与感染疾病科医务人员	+	–	–	+	+	+	+	–	+	–
二级防护	进入疑似或确诊经空气传播疾病患者安置地或为患者提供一般诊疗操作	–	+	±	+	+	+	±★	±★	+	+
三级防护	为疑似或确诊患者进行产生气溶胶操作时	–	+	+	+	+	+	–	+	+	+
注："+"应穿戴的防护用品，"–"不需穿戴的防护用品，"±"根据工作需要穿戴的防护用品，"±★"为二级防护级别中,根据医疗机构的实际条件,选择穿隔离衣或防护服。											

(2)进出经空气传播疾病留观病房、隔离病区防护用品穿脱流程 [参照《医院隔离技术规范》(WS/T311-2009)]

1)穿戴防护用品程序

A. 清洁区进入潜在污染区(医生办、护士站、治疗室、缓冲区)

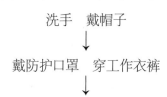

洗手 戴帽子

↓

戴防护口罩 穿工作衣裤

↓

换工作鞋后

↓

进入潜在污染区

（备注：手部皮肤破损的戴乳胶手套）

B. 潜在污染区进入污染区（病房及其走廊）

穿隔离衣或防护服

↓

戴护目镜／防护面罩，戴手套

↓

穿鞋套

↓

进入污染区

C. 为患者进行吸痰、气管切开、气管插管等操作，可能被患者的分泌物及体内物质喷溅的诊疗护理工作前，应戴防护面罩或全面型呼吸防护器。

2）脱防护用品程序

A. 离开污染区进入潜在污染区前

扫一扫，观看
穿戴防护用品

摘手套、消毒双手

↓

摘护目镜／防护面罩

↓

脱隔离衣或防护服

↓

脱鞋套，洗手和／或消毒

↓

潜在污染区，洗手或手消毒

（备注：用后物品分别放置于专用污物容器内）

B. 从潜在污染区进入清洁区（生活区）前

洗手和／或手消毒

↓

脱工作服
摘医用防护口罩，摘帽子

↓

洗手和／或手消毒后，进入清洁区（生活区）

↓

沐浴、更衣，离开清洁区（生活区）

C. 离开清洁区

3) 穿脱防护用品的注意事项

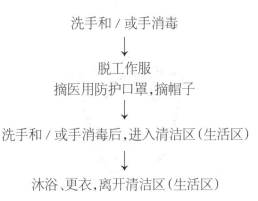

扫一扫，观看脱防护用品视频

A. 医用防护口罩的效能持续应用 6~8 小时，如污染或潮湿，应及时更换。

B. 离开隔离区前应对佩戴的眼镜进行消毒。

C. 人员接触多个同类传染病患者时，防护服可连续应用。

D. 接触疑似患者，防护服应每个患者之间进行更换。

E. 防护服被患者血液、体液、污物污染时，应及时更换。

F. 戴医用防护口罩或全面型呼吸防护器应进行面部密合性试验。

4. 提高免疫力　加强锻炼、合理膳食、调畅情志。

(1) 加强锻炼：经常锻炼，规律作息，增加运动量，是提高我们身体免疫力的重要法宝。我们可以参加跑步、打球、爬山等多种休闲的娱乐活动，也可以通过八段锦、六字诀、五禽戏等中国传统四大健身术，增强体质，调高免疫力。体育锻炼遵循三原则：①全面锻炼：尽可能使身体各部位、各系统都得到锻炼；尽可能拓宽练习项目和形式，以求发展各类身体素质。②循序渐进：运动强度由小到大，在身体逐步适应的基础上不断提高要求；学习动作、掌握技术要从易到难。③持之以恒：形成习惯，常练不懈。保持室内空气流通，避免前往人群密集的公共场所。同时，不要带病上班、上课或聚会。

(2) 合理膳食：膳食是维持人体生命活动不可少的物质基础，是人体五脏六腑、四肢百骸得以濡养的源泉。合理膳食在提高治疗效果上与医疗、药物起着同样重要作用。

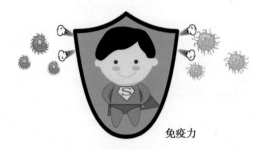

免疫力

当前新型冠状病毒感染的肺炎流行，病毒毒力、个人易感性和抵抗力等是发病的关键，良好的个人营养状况可以降低发病风险并改善疾病预后。除了尽量避免接触病源外，个人及家庭应该保证良好的营养状况，增强抵抗力。

平时不要食用已经患病的动物及其制品。从正规渠道购买冰鲜禽肉，食用禽肉蛋奶时要充分煮熟。处理生食和熟食的切菜板及刀具要分开。处理生食和熟食之间要洗手。避免接触野生禽畜、野生动物及其排泄物和分泌物，避免购买活禽和野生动物；避免前往动物农场和屠宰场、活禽动物交易市场或摊位、野生动物栖息地等场所。必须前往时要做好防护，尤其是职业暴露人群；避免食用野生动物。

1）对于健康人群，可以从以下几方面开展营养管理

A. 每天摄入高蛋白类食物，包括鱼、肉、蛋、奶、豆类和坚果以及新鲜蔬菜和水果，均在平时基础上加量。

B. 适量多饮水，每天不少于 1 500ml。

C. 食物种类、来源及色彩丰富多样，每天不少于 20 种食物；不偏食，荤素搭配。

D. 饮食不足、老年人及慢性消耗性基础疾病患者，建议增加商业化肠内营养剂，每天额外补充不少于 500kcal（1kcal ≈ 4.186kJ）。

E. 新型冠状病毒感染的肺炎流行期间不要节食、不要减重，建议适量补充复方维生素、矿物质，以及服用深海鱼油等保健食品。

F. 规律作息及充足睡眠，每天保证睡眠时间不少于 7 小时。

2）对于进入隔离区的护士：因体能大量消耗，且常伴有咽炎、膀胱

炎等疾病,应给予清淡、高蛋白、高热量、高维生素的饮食配餐,以便体力能迅速恢复。

3)对于新型冠状病毒感染的肺炎患者:需给予高热量、高维生素、易消化的清淡食物,补充液体和维生素等,应尽量满足患者饮食要求,增加食欲,提高自身免疫力以增强抗病能力。大部分患者表现为乏力、胃肠不适。从中医角度来看,此病应属"寒湿(瘟)疫"范畴,调理脾胃非常重要,饮食上要用温散、透邪,有辛温解表、芳香避秽化浊作用的食物,如五虎汤、五虎茶、生姜、扁豆、芡实、苍术、紫苏等;适量进食鸡汤、牛羊肉汤,有助于温阳散寒除湿;避免寒凉,食用温热食物。可根据患者处于疾病的不同阶段开展膳食管理。

新型冠状病毒感染的肺炎普通型或康复期患者的膳食管理:坚持合理膳食,通过均衡营养提高自身抵抗力。

A. 谷薯类食物要保证,每天应摄入 250~400g,包括大米、小麦、玉米、荞麦、红薯、马铃薯等。

B. 优质蛋白质类食物要充足,包括瘦肉类、鱼、虾、蛋等,每日150~200g 蛋白质食物,奶类、大豆类食物要多选,坚持每天 1 个鸡蛋。

C. 多吃新鲜蔬菜水果,每天超过 5 种,最好 500g 以上。其中一半为深色蔬果类。

D. 适量增加优质脂肪摄入,包括烹调用富含 n-9 脂肪酸的植物油和硬果类多油性食品如花生、核桃等,总脂肪供能比达到膳食总能量的 25%~30%。

E. 保证充足饮水量,每天 1 500~2 000ml,多次少量、有效饮水;可以饮温开水或淡茶水。饭前饭后喝菜汤、鱼汤、鸡汤等也是不错选择。

F. 新鲜蔬菜、水果以及坚果等中富含 B 族维生素、维生素 C、维生素 E 等,具有较强的抗氧化、调节免疫作用,应注意补充。也可适量添加营养素补充剂。

G. 大豆及其制品、蘑菇类食物、枸杞、黄芪等中含有黄铜、甜菜碱等抗氧化物质,瘦牛、羊肉中含有丰富的蛋白质、左旋肉碱,有助于增强抵抗力。

合理膳食,均衡营养
保持身体健康

H. 食欲较差、进食不足者,应注意补充 B 族维生素和维生素 C、维生素 A、维生素 D 等微量营养素。

新型冠状病毒感染的肺炎重症型患者的膳食管理:

A. 流质食物更利于吞咽和消化。

B. 少量多餐,每日 6~7 次的流质食物,以蛋、豆腐、奶制品、果汁、蔬菜汁、米粉等食材为主。

C. 如未能达到营养需求,可借助肠内营养制剂(特殊医学用途配方食品)来补充不足。

D. 对于危重症型患者无法正常经口进食,可放置鼻胃管或鼻空肠管,应用重力滴注或肠内营养输注泵泵入营养液。对于严重胃肠道功能障碍的患者,需采用肠外营养以保持基本营养需求。在早期阶段推荐允许性低热卡方案,达到营养摄入量的 60%~80%,病情减轻后再逐步补充能量及营养素达到全量。

E. 病情逐渐缓解的过程中,可摄入半流质状态、易于咀嚼和消化的食物。少量多餐,每日 5~6 餐,补充足量优质蛋白质。随病情好转逐步向普通饮食过渡。

(3)调畅情志:人的心理活动,中医学统称为情志。合理的心理保健是人体健康的一个重要环节。在中医实践中,应根据患者性格特征观察其情绪的变化,努力使患者保持良好的情绪状态,综合应用移情、疏导、相制的矫正方法,改变患者的感受、认识、情绪、态度和行为,使患者保持舒畅、宁静的心理环境,树立战胜疾病的信心。

1)学会自我调控情绪,正确应对各种刺激;积极的生活事件可使免疫球蛋白 IgA 增高。

2)养成乐观、开朗和宽容的性格,笑口常开;100 岁以上的健康老人有共同点,即心胸开阔、性格随和、心地善良,爱劳动和爱运动。

3)学会发泄,有欢乐就可跳一跳或唱一唱,有苦恼不要闷在肚里,可向朋友倾诉或大哭一场。

4)良好的人际关系,有益于免疫力增高、健康和长寿。针对患者出现焦虑、恐惧、疑虑等问题,要做好心理护理,在病情允许的情况下增加活动量,多听音乐,继续调整好心态。帮助患者树立信心,克服自卑心理。

(二)中医预防与康复

"户枢不蠹,流水不腐。"中医认为"动"贯穿人体生命活动的整个周期。中医自古有很多传统特色的运动方式,如五禽戏、太极拳、八段锦、易筋经等,增强体质,提高免疫力。八段锦渊源于南朝梁代,形成于宋代,其从动作要领到口诀诵读均能体现中医学的特点,深具中国文化内涵和特色,生动而易于接受,传至今日可谓源远流长。它融合了中医的脏腑、经络学说等理论,是中医养生与治疗学的重要部分。新型冠状病毒感染的肺炎患者多以寒湿为主,八段锦可通过八个动作锻炼人体四肢,达到强健身体、气血流畅的效果,从而提升人体阳气以及代谢功能,增强自身对抗湿毒的能力。根据新型冠状病毒感染的肺炎患者病情轻重及所处疾病阶段,可运用广东省中医院大德路总院重症医学科护理团队的"八段锦序贯疗法",循序渐进锻炼。

1. 不同人群实施八段锦序贯疗法运动训练

(1)住院卧床阶段:该阶段的治疗目的是促进患者床上活动,减少卧床相关并发症,并提高患者免疫力。患者需待生命体征稳定,肌力评估 ≥ 3 级,稳定自主心律且高于目标范围低限,$RR \leq 30$ 次/min,$SpO_2 \geq 90\%$ 等,并经医生评估可进行早期康复运动,则可开始行床上卧式八段锦。但由于该阶段病情,行康复运动过程中,需有医护人员床边协助并实施监测生命体征情况,不适时立即终止运动。第一次行卧式八段锦时,护士需指导患者进行,按照患者的情况选择适合患者的招式,刚开始可每日 1~2 式,循序渐进,待患者情况逐渐好转,可每日增加 1~2 个招式,每日 1~2 次。

(2)住院轻症阶段:此阶段患者病情已趋于稳定并进入疾病恢复期。该阶段的主要康复目的是改善患者预后及回归家庭社会后保证其体力及增强体质。患者基本能床上坐起,可嘱患者在床上行"坐式八段锦"训练为主、"卧式八段锦"为辅的康复训练。在实施康复训练过程中,医护人员需实时监测患者的生命体征,同时教会患者进行自我监控,具体运动时长和强度以患者自我感觉舒适为度,每日 1~2 次,每次 15~20 分钟。若患者不适,立即终止运动。

(3)居家隔离患者:首先需根据患者的情况进行评估,若发热阶段,需卧床休息，补充充足的水分。无发热、气促等情况，脉搏正常时，自觉舒适时，方可进行训练。训练过程中，患者可监测自己的脉搏及呼吸变化，且在训练前、中、后进行监测，一般脉搏在活动前后增加或减少 15~20 次 /min，属正常范围。另外，患者可根据自己的感觉，增加或减缓动作的幅度，卧、坐、立可根据是否卧床及自我感觉进行选择。频率 1~2 次 /d，每次 15~30 分钟。

(4)健康人群：主要以锻炼为主，增强体质，从而提高自身免疫力，降低患病风险。此类人群可主要以"立式八段锦"作为居家、办公室锻炼的方法，在运动过程中，主要根据自身感受，进行运动幅度的加强，频率 2 次 /d，每次 20~45 分钟，以自我舒适为度。除此以外，亦可进行其他相关体育锻炼。

2. 八段锦序贯疗法　卧式、立式、坐式招式。

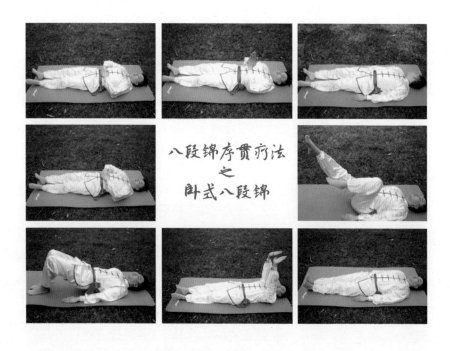

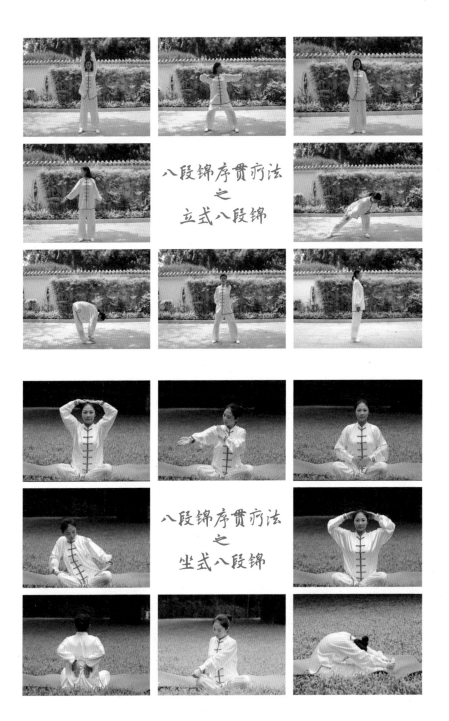

八段锦序贯疗法
之
立式八段锦

八段锦序贯疗法
之
坐式八段锦

3. 其他中医保健手段　在百姓日常预防方面,除了戴口罩、勤洗手、少出门外,可以用艾灸等中医方法提高机体免疫力。

扫一扫,学习八段锦序贯疗法

(1) 艾灸:如艾灸神阙、关元、气海、胃脘、足三里、上巨虚、地机等(上巨虚管大肠,肺与大肠相表里;地机管脾胃),以温阳散寒除湿、健脾和胃。每次每个穴位艾灸2分钟,以免一个穴位艾灸时间过长导致上火。

(2) 养成睡前温水泡脚的习惯:艾叶 30g 或花椒 20~30g(足部皮肤有破损者慎用),水煎后加温水适量泡足 15~30 分钟,以额头微微出汗为度。单纯温水泡足,长期坚持,既有利于睡眠,又能改善足部微循环,提高免疫力。

(3) 中药香囊:用艾绒、佩兰叶做成香囊放置枕边,因这些中药具有芳香辟秽之功效。此次新型冠状病毒感染的肺炎,中医辨证病因为湿毒之邪,因此芳香化浊的中药有预防作用。

(4) 穴位按摩:可按摩迎香、合谷、足三里等,达到调畅肺机、引火归原的作用。

(5) 勤洗澡:一方面对可能携带的病菌有效清洗,另一方面促进身体血液循环,提升抗病能力,特别是重点淋浴自颈椎大椎穴至尾椎一段,此分区为太阳经、督脉所在,可有效刺激、提升经脉活力。

(三) 消毒

1. 居家消毒要求

(1) 消毒方式

1) 酒精:酒精能使细菌的蛋白质变性凝固。消毒皮肤可使用 75% 医用酒精。

2) 蒸笼:从沸腾开始 20 分钟即可达到消毒目的。适用于餐具、衣物和包扎伤口的纱布。

3) 煮沸:100℃也能使细菌的蛋白质变性,需要消毒杀菌的物品需要全部浸过水面。适用于餐具、某些玩具、奶瓶等小件物品。

4) 天然紫外线:天然紫外线即太阳光,杀菌效果不容忽视。适用于空气、衣物、毛绒玩具、被褥等。

5) 高锰酸钾溶液:使用 5% 高锰酸钾溶液可消毒餐具、蔬菜和水果,浸泡 1 分钟之后用干净饮用水再冲洗一遍即可。

6)漂白粉:漂白粉能使细菌的酶失去活性导致死亡,是非常有效的消毒杀菌法。在桌、椅、床、地板、墙面等使用 1%~3% 漂白水(漂白粉加清水),用抹布擦拭即可达到消毒目的。

7)消毒剂:消毒剂包含氯,能有效消毒杀菌,直接稀释之后装入塑料壶即可进行消毒杀菌,但需要注意避开食物和餐具。适用于桌、椅、床、墙面、地板等。

(2)普通居家消毒事项

1)在疾病流行期间,外出回家后,应及时用洗手液和流水洗手,或用含醇洗手液或消毒剂进行手消毒。手、皮肤建议选择有效的消毒剂如碘伏、含氯消毒剂和过氧化氢消毒剂等手皮肤消毒剂或速干手消毒剂擦拭消毒。

2)桌椅等物体表面每天做好清洁,并定期消毒;有客人(身体健康状况不明)来访后,及时对室内相关物体表面进行消毒。物体表面可选择二氧化氯等含氯消毒剂或消毒湿巾擦拭。

3)室内做好通风换气,自然通风或机械通风。冬天开窗通风时,需注意避免室内外温差大而引起感冒。

2. 病区消毒及医疗废物管理　达到高水平消毒常用的方法包括采用含氯制剂、二氧化氯、邻苯二甲醛、过氧乙酸、过氧化氢、臭氧、碘酊等以及能达到灭菌效果的化学消毒剂在规定的条件下,以合适的浓度和有效的作用时间进行消毒的方法。

(1)病区消毒

1)预检分诊点、发热门诊和隔离病房的污染区

物体表面的消毒:诊疗设施设备表面以及床围栏、床头柜、家具、门把手、家居用品等有肉眼可见污染物时,应先完全清除污染物再消毒。无肉眼可见污染物时,用 1 000mg/L 的含氯消毒液或 500mg/L 的二氧化氯消毒剂进行喷洒、擦拭或浸泡消毒,作用 30 分钟后清水擦拭干净。

地面、墙壁的消毒:有肉眼可见污染物时,应先完全清除污染物再消毒。无肉眼可见污染物时,可用 1 000mg/L 的含氯消毒液或 500mg/L 的二氧化氯消毒剂擦拭或喷洒消毒。地面消毒先由外向内喷洒 1 次,喷药量为 100~300ml/m²,待室内消毒完毕后,再由内向外重

复喷洒 1 次。消毒作用时间应不少于 30 分钟。

空气消毒:居住过的场所如家庭、医疗机构隔离病房等室内空气的终末消毒可参照《医院空气净化管理规范》(WS/T368-2012),在无人条件下可选择过氧乙酸、二氧化氯、过氧化氢等消毒剂,采用超低容量喷雾法进行消毒。

医疗器具用品的消毒:听诊器、温度计、血压计等医疗器具和物品实行专人专用。重复使用的医疗器具应当先消毒去污染后,再送消毒供应中心处理。体温计用 2 000mg/L 有效氯消毒液浸泡 30 分钟,听诊器、血压计也可用 0.2%~0.5% 过氧乙酸擦拭。

食物、餐饮具的消毒:病人的剩饭菜按照感染性废弃物处理;餐饮具首选煮沸 30 分钟,也可用 2 000mg/L 含氯消毒剂溶液浸泡 30 分钟后,再用清水洗净。

被褥消毒:在收集时应避免产生气溶胶,建议均按医疗废物集中焚烧处理。无肉眼可见污染物时,若需重复使用,可用流通蒸汽或煮沸消毒 30 分钟;或先用 500mg/L 的含氯消毒液浸泡 30 分钟,然后按常规清洗;或采用水溶性包装袋盛装后直接投入洗衣机中,同时进行洗涤消毒 30 分钟,并保持 500mg/L 的有效氯含量;贵重衣物可选用环氧乙烷进行消毒处理。

2) 发热门诊和隔离病房的清洁区:更衣室、休息室、卫生间等物表、地面使用 500mg/L 的含氯消毒液拖拭(擦拭)消毒,每天 2 次。有污染时使用 2 000mg/L 的含氯消毒液。

3) 终末消毒

终末环境消毒:终末消毒可先用 2 000mg/L 的含氯消毒液喷洒天花板、墙壁等表面,人员离开现场,作用 60 分钟后再对重点污染部位、物品、地面等进行消毒(2 000mg/L 的含氯消毒液)处理(即执行二次消毒)。消毒后清水擦拭干净,确保终末消毒后的场所及其中的各种物品不再有病原体的存在。(特别注意要喷洒患者接触过的物表)

疑似或确诊患者死亡的尸体处理:患者死亡后,要尽量减少尸体移动和搬运,应由经培训的工作人员在严密防护下及时进行处理。用 300~5 000mg/L 的含氯消毒剂或 0.5% 过氧乙酸棉球或纱布填塞病人口、鼻、耳、门、气管切开处等所有开放通道或创口;用浸有消毒液的双层布单包裹尸体,装入双层尸体袋中,由民政部门派专用车辆直接送至指定地点尽快火化。

清洁工具处理:①毛巾、抹布:用 2 000mg/L 的含氯消毒液浸泡毛巾(一次性抹布)后用于物表消毒,一次性抹布用后按医疗废物处理,毛巾用后使用 2 000mg/L 的含氯消毒液浸泡 30 分钟。②浸泡桶:工作人员生活区与发热门诊污染区须分开,并有明显标识。③地巾:生活区专用,污染区专用,终末消毒专用(疑似新型冠状病毒感染患者离开后),各区有明显标识,用后使用 2 000mg/L 的含氯消毒液浸泡 30 分钟。

(2)医疗废物管理

1)发热门诊及隔离病房产生的所有废物按医疗废物处理。所有废物用双层黄色医疗废物袋包装、密封后运出。

2)包装袋应特别注明"新型冠状病毒肺炎"或者简写为"新冠",需由专人、专车收运至指定存放点,不得与一般医疗废物和生活垃圾混放、混装。在离开污染区前,应当采用 1 000mg/L 的含氯消毒液对包装袋表面进行喷洒消毒(注意喷洒均匀),或在包装袋外面加套一层医疗废物包装袋。

3)使用后的被服、污衣,应置于红色垃圾袋,包装袋应特别注明"新型冠状病毒肺炎"标识,通知洗衣房专机清洗消毒,且须遵循先消毒后清洗的原则。运送工具使用 2 000mg/L 含氯消毒剂擦拭消毒 2 次,或按医疗废物处理。

4)医疗废物暂时贮存场所由专人使用 2 000mg/L 含氯消毒剂喷洒墙壁或拖地消毒,每天上下午各 1 次。

十二 新型冠状病毒感染后的心理干预

新型冠状病毒感染的肺炎疫情影响人群分为四级,干预重点应当从第一级人群开始,逐步扩展。

(一) 四级人群

第一级人群:新型冠状病毒感染的肺炎确诊患者(住院治疗的重症及以上患者)、疫情防控一线医护人员、疾控人员和管理人员等。

第二级人群:居家隔离的轻症患者(密切接触者、疑似患者),到医院就诊的发热患者。

第三级人群:与第一级、第二级人群有关的人,如家属、同事、朋友;参加疫情应对的后方救援者,如现场指挥、组织管理人员、志愿者等。

第四级人群:受疫情防控措施影响的疫区相关人群、易感人群、普通公众。

(二) 干预要点

1. 确诊患者

(1)隔离治疗初期

心态:麻木、否认、愤怒、恐惧、焦虑、抑郁、失望、抱怨、失眠或攻击等。

干预措施:①理解患者出现的情绪反应属于正常的应激反应,做到事先有所准备,不被患者的攻击和悲伤行为所激怒而失去医生的立场,如与患者争吵或过度卷入等。②在理解的前提下,除药物治疗外应当给予心理危机干预,如及时评估自杀、自伤、攻击风险,以及正面心理支持、不与患者正面冲突等。必要时请精神科会诊。解释隔离治疗的重要性和必要性,鼓励患者树立积极恢复的信心。③强调隔离手段不仅是为了更好地观察治疗患者,同时是保护亲人和社会安全的方式。解释目前治疗的要点和干预的有效性。

原则:支持、安慰为主。宽容对待患者,稳定患者情绪,及早评估自杀、自伤、攻击风险。

(2)隔离治疗期

心态:除上述可能出现的心态以外,还可能出现孤独,或因对疾病的恐惧而不配合、放弃治疗,或对治疗的过度乐观和期望值过高等。

干预措施:①根据患者能接受的程度,客观如实交代病情和外界疫情,使患者做到心中有数;②协助与外界亲人沟通,传达信息;③积极鼓励患者配合治疗的所有行为;④尽量使环境适宜患者的治疗;⑤必要时请精神科医务人员会诊。

原则:积极沟通信息,必要时请精神科医务人员会诊。

(3)发生呼吸窘迫、极度不安、表达困难的患者

心态:濒死感、恐慌、绝望等。

干预措施:镇定、安抚的同时,加强原发病的治疗,减轻症状。

原则:安抚,镇静,注意情感交流,增强治疗信心。

(4)居家隔离的轻症患者,到医院就诊的发热患者

心态:恐慌、不安、孤独、无助、压抑、抑郁、悲观、愤怒、紧张,被他人疏远躲避的压力、委屈、羞耻感或不重视疾病等。

干预措施:①协助服务对象了解真实可靠的信息与知识,取信科学和医学权威资料;②鼓励积极配合治疗和隔离措施,健康饮食和作息,多进行读书、听音乐、利用现代通讯手段沟通及其他日常活动;③接纳隔离处境,了解自己的反应,寻找逆境中的积极意义;④寻求应对压力的社会支持:利用现代通讯手段联络亲朋好友、同事等,倾诉感受,保持与社会的沟通,获得支持鼓励;⑤鼓励使用心理援助热线或在线心理干预等。

原则:健康宣教,鼓励配合、顺应变化。

2. 疑似患者

心态:侥幸心理、躲避治疗、怕被歧视,或焦躁、过度求治、频繁转

院等。

干预措施:政策宣教,密切观察,及早求治;为人为己采用必要的保护措施;服从大局安排,按照规定报告个人情况;使用减压行为、减少应激。

原则:及时宣教,正确防护,服从大局,减少压力。

3. 医护及相关人员

心态:过度疲劳和紧张,甚至耗竭,焦虑不安、失眠、抑郁、悲伤、委屈、无助、压抑、面对患者死亡挫败或自责。担心被感染,担心家人,害怕家人担心自己。过度亢奋,拒绝合理的休息,不能很好地保证自己的健康等。

干预措施:①参与救援前进行心理危机干预培训,了解应激反应,学习应对应激、调控情绪的方法。进行预防性晤谈,公开讨论内心感受;支持和安慰;资源动员;帮助当事人在心理上对应激有所准备。②消除一线医务工作者的后顾之忧,安排专人进行后勤保障,隔离区工作人员尽量每月轮换一次。③合理排班,安排适宜的放松和休息,保证充分的睡眠和饮食。尽量安排定点医院一线人员在医院附近住宿。④在可能的情况下尽量保持与家人和外界联络、交流。⑤如出现失眠、情绪低落、焦虑时,可寻求专业的心理危机干预或心理健康服务,可拨打心理援助热线或进行线上心理服务,有条件的地区可进行面对面心理危机干预。持续2周不缓解且影响工作者,需由精神科进行评估诊治。⑥如已发生应激症状,应当及时调整工作岗位,寻求专业人员帮助。

原则:定时轮岗,自我调节,有问题寻求帮助。

4. 与患者密切接触者(家属、同事、朋友等)

心态:躲避、不安、等待期的焦虑;或盲目勇敢、拒绝防护和居家观察等。

干预措施:①政策宣教,鼓励面对现实,配合居家观察;②正确的信息传播和交流,释放紧张情绪。

原则:宣教、安慰、鼓励借助网络交流。

5. 不愿公开就医的人群

心态:怕被误诊和隔离、缺乏认识、回避、忽视、焦躁等。

干预措施:①知识宣教,消除恐惧;②及早就诊,利于他人;③抛除耻感,科学防护。

原则:解释劝导,不批评,支持就医行为。

6. 易感人群及大众

心态:恐慌、不敢出门、盲目消毒、失望、恐惧、易怒、攻击行为和过于乐观、放弃等。

干预措施:①正确提供信息及有关进一步服务的信息;②交流、适应性行为的指导;③不歧视患病、疑病人群;④提醒注意不健康的应对方式(如饮酒、吸烟等);⑤自我识别症状。

原则:健康宣教,指导积极应对,消除恐惧,科学防范。

(三) 中医干预方法

面对疫情,焦虑与恐惧是正常生理反应。自《黄帝内经》起就强调情志调摄在保健防病方面的意义和作用。"恬惔虚无,真气从之;精神内守,病安从来"是怡情保健的格言。可通过以下几方面进行情志调摄。

1. 五音疗法　将中医传统医学的阴阳五行、天人合一的理论与音乐相结合,通过"角、徵、宫、商、羽"五种不同的音调、旋律,配合不同乐器演奏出不同声波和频率,使人体五脏六腑产生共鸣,进而达到防治疾病、调节情志的作用。

2. 以情胜情法　基于五行相克理论,用一种情志抑制另一种情志达到淡化甚至消除不良情志。《素问·阴阳应象大论》说:"怒伤肝,悲胜怒""喜伤心,恐胜喜""思伤脾,怒胜思""忧伤肺,喜胜忧""恐伤肾,思胜恐"。疫情期间,焦虑主要是因忧、恐过度导致,可运用"悲伤以喜胜之"进行干预。常用的以情胜情法有惊恐疗法、悲哀疗法、激怒疗法、喜乐疗法、思虑疗法等。

3. 移情易性法　通过语言、行动、音乐等方式帮助患者将负面情绪转移出去,应根据患者不同病情、不同心理和不同环境等,采取不同的措施,灵活运用。

 # 新型冠状病毒防护误区

误区1：熏醋可以杀死新型冠状病毒

醋酸是消毒剂乙酸的一种，一般是通过擦拭物品表面达到消毒的效果，因此有人就拿着熏醋来喷洒空气，以为可以杀死新型冠状病毒。其实熏醋所含醋酸本身浓度就很低，根本达不到消毒的效果。此外，使用熏醋副作用很明显，会加重室内空气污染，刺激呼吸道黏膜，尤其对呼吸道敏感、患有哮喘病的人来说，还可能引发呼吸系统疾病。

误区2：盐水漱口可以预防新型冠状病毒

网络上有传言"钟南山院士建议盐水漱口防病毒"。对此，钟南山院士团队予以澄清，指出盐水漱口有利于清洁口腔和咽喉，对于咽喉炎有帮助。但是新型冠状病毒侵犯的部位在呼吸道，漱口没有办法清洁呼吸道。其次，目前尚无任何研究结果提示盐水对新型冠状病毒有杀灭作用。

误区3：饮用高度酒能抵抗新型冠状病毒

新型冠状病毒怕酒精，不耐高温，75%酒精是能够杀灭这个病毒的。因此，网上与之相关的话题——"饮高度酒对抗冠状病毒"也迅速蔓延。李兰娟院士对此作出回应，酒精能用于消毒，但不代表多喝酒能消毒。而且医院用于消毒的是专门的医用酒精，并不是一般的高度酒。

误区4：服用维生素C可以预防新型冠状病毒

有研究表明，维生素C可以缩短普通感冒的病程，因此很多人就误以为维生素C可以抵抗流感。其实维生素C作为一种抗氧化剂，并不能阻止病毒感染，对新型冠状病毒也没有预防作用。如今，有人为了安心而大量服用维生素C，却不知过量摄入维生素C有副作用，会引发腹泻、结石等症状。正常人一天摄入维生素C 100mg就足够了，

多吃无益。

误区 5 : 常用的抗病毒药可以治疗新型冠状病毒

有人说常用的抗病毒药物,比如"达菲""病毒灵"等能够预防、治疗病毒,却不知这些传统的抗病毒药物并不能对付新型冠状病毒。新型冠状病毒不同于以往出现的病毒,它是一种之前并未被人类发现的病毒,目前市面上的抗病毒药物对其是无效的,并且相关的抗病毒药物还没有研制出来。特定的治疗方法正在研究中,并将通过临床试验进行测试。

误区 6 : 中成药双黄连口服液可预防新型冠状病毒

1 月 31 日,中国科学院上海药物研究所和武汉病毒研究所联合研究初步发现,中成药双黄连口服液可抑制新型冠状病毒。目前,该发现仍是初步研究,该药已在上海公共卫生临床中心、华中科技大学附属同济医院开展临床研究,对病人如何有效还需要大量的实验。特别提醒:普通人请勿自行服用双黄连口服液,运用中医中药,脱离辨证论治都是不正确的,请遵医嘱。

误区 7 : 没有疫情的地方,不需要戴口罩

戴口罩是预防新型冠状病毒的有效方式,无论你所在的区域是否已经有疫情,都要重视预防,出门一定要戴上口罩！！建议大家优先选择医用外科口罩或者 N-95 型 /KN-95 型口罩,如果没有这几种口罩,普通口罩也可以作为应急使用,戴起来总比不戴好。

误区 8 : 出门要戴护目镜

很多人以为出门除了戴口罩,还要戴上护目镜。后来也辟谣了,需要注意眼睛防护的主要是一线的医护人员,普通人出门戴好口罩就能有效预防新型冠状病毒。

十四 新型冠状病毒相关知识问答

（一）何为密切接触者？

与病例发病后有如下接触情形之一，但未采取有效防护者：

1. 与病例共同居住、学习、工作，或其他有密切接触的人员，如与病例近距离工作或共用同一教室，或与病例在同一所房屋中生活。

2. 诊疗、护理、探视病例的医护人员、家属或其他与病例有类似近距离接触的人员，如直接治疗及护理病例、到病例所在的密闭环境中探视病人或停留，病例同病室的其他患者及其陪护人员。

3. 与病例乘坐同一交通工具并有近距离接触人员，包括在交通工具上照料护理过病人的人员；该病例的同行人员（家人、同事、朋友等），经调查评估后发现有可能近距离接触病例的其他乘客和乘务人员。

4. 现场调查人员调查后经评估认为符合其他与密切接触者接触的人员。

（二）为何要对密切接触者医学观察 14 天？

基于目前的流行病学调查，新型冠状病毒感染的肺炎潜伏期一般为 3~7 天左右，最长不超过 14 天。目前，对密切接触者采取较为严格的医学观察等预防性公共卫生措施是十分必要的，这是一种对公众健康安全负责任的态度，也是国际社会通行的做法。参考其他冠状病毒潜伏期，此次新型冠状病毒病例相关信息和当前防控实际，将密切接触者医学观察期定为 14 天，并对密切接触者进行居家医学观察是十分必要的。

(三)密切接触者居家医学观察怎么做?

1. 将密切接触者安置在通风良好的单人房间,拒绝一切探访。

2. 限制密切接触者活动,最小化密切接触者和家庭成员活动共享区域。确保共享区域(厨房、浴室等)通风良好(保持窗户开启)。

3. 家庭成员应住在不同房间,如条件不允许,和密切接触者至少保持 1m 距离。哺乳期母亲可继续母乳喂养婴儿。

4. 其他家庭成员进入密切接触者居住空间时应佩戴口罩,口罩需紧贴面部,在居住空间中不要碰触和调整口罩。口罩因分泌物变湿、变脏,必须立即更换。摘下并丢弃口罩之后,进行双手清洗。

5. 与密切接触者有任何直接接触,或离开密接接触者居住空间后,需清洁双手。准备食物、饭前便后也均应清洁双手。如果双手不是很脏,可用酒精免洗液清洁。如双手比较脏,则使用肥皂和清水清洗。(注意酒精使用安全,避免意外吞食或引发火灾)

6. 使用肥皂和清水洗手时,最好使用一次性擦手纸。如果没有,用洁净的毛巾擦拭,毛巾变湿时需要更换。

7. 偶然咳嗽或打喷嚏时用来捂住口鼻的材料可直接丢弃,或者使用之后正确清洗(如用普通的肥皂 / 洗涤剂和清水清洗手帕)。

8. 家属应尽量减少与密切接触者及其用品接触。如避免接触公用牙刷、香烟、餐具、饭菜、饮料、毛巾、浴巾、床单等。餐具使用后应使用洗涤剂和清水清洗。

9. 推荐使用含氯消毒剂和过氧乙酸消毒剂,每天频繁清洁、消毒家庭成员经常接触的物品,如床头柜、床架及其他卧室家具。至少每天清洁、消毒浴室和厕所表面一次。

10. 使用普通洗衣皂和清水清洗密切接触者衣物、床单、浴巾、毛巾等,或者用洗衣机以 60~90℃水和普通家用洗衣液清洗,然后完全干燥上述物品。将密切接触者使用的床品放入洗衣袋。不要甩衣物,避免直接接触皮肤和自己的衣服。

11. 戴好一次性手套和保护性衣物(如塑料围裙)再去清洁和触碰被密切接触者的人体分泌物污染的物体表面、衣物或床品。戴手套前、脱手套后要进行双手清洁剂消毒。

12. 若确诊病例的密切接触者出现可疑症状,包括发热、咳嗽、咽痛、胸闷、呼吸困难、轻度纳差、乏力、精神稍差、恶心呕吐、腹泻、头痛、心慌、结膜炎、轻度四肢或腰背部肌肉酸痛等,应立即就医。

(四) 如何区分感冒、流感和新型冠状病毒感染的肺炎?

1. 感冒　一般指人在着凉、劳累等因素引起的以鼻咽部上呼吸道症状为主要表现的疾病。主要症状:鼻塞、流涕、打喷嚏,无明显发热,体力、食欲无明显影响,无明显头痛、关节痛、周身不适等症状。感冒时一般上呼吸道症状重,但全身表现较轻,一般没有危险。

2. 流感　由流感病毒感染引起的呼吸道疾病,不仅是上呼吸道问题,还会引起下呼吸道感染,即肺炎。流感常在冬春季流行,有甲型流感和乙型流感。主要症状:流感病人发病急,症状严重,全身症状多,常发热,可能 1~2 天内体温上升至 39℃以上,头痛、肌肉乏力、食欲下降等症状明显。对于老年人、儿童、肥胖者、孕妇或有基础疾病的人群,流感可致非常严重的重症肺炎,甚至导致死亡。

3. 新型冠状病毒感染的肺炎

(1)无症状携带病毒者:感染后不发病,仅在呼吸道中检测到病毒,因此要求从疫情发生地回来的市民要主动报告,自我隔离。

(2)轻症患者:仅有发热、咳嗽、畏寒及身体不适。重症患者:早期症状尤其是前 3~5 天表现为发热、咳嗽及逐渐加重的乏力,1 周后病情逐渐加重,发展到肺炎,甚至重症肺炎。

(3)重症患者:出现呼吸加快,呼吸衰竭,多脏器功能障碍等情况,进一步加重可能需要呼吸机支持或生命支持系统的支持,可能会导致死亡。典型新型冠状病毒感染的肺炎,病情有一个逐渐加重的过程。第 2 周时病情往往最为严重。

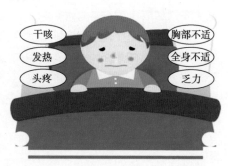

(五) 出现何种症状需要就医?

1. 典型症状　发热、干咳、乏力等呼吸系统典型症状。

2. 不典型症状　以消化系统症状为首发表现,如轻度纳差、乏力、精神差、恶心呕吐、腹泻等;以神经系统症状为首发表现,如头痛;以心血管系统症状为首发表现,如心慌、胸闷等;以眼科症状为首发表现,如结膜炎;仅有轻度四肢或腰背部肌肉酸痛等。应立即就医。

(六) 怀疑感染拟就医时应注意哪些方面?

1. 前往医院的路上,患者及陪护人员需佩戴外科口罩或 N-95 型口罩。

2. 如果可以,尽量避免乘坐地铁、公共汽车等交通工具,避免前往人群密集的场所,路上打开车窗。

3. 时刻佩戴口罩和随时保持手卫生。在路上和医院时,尽可能远离其他人(至少 1m)。

4. 若路途中污染了交通工具,建议使用含氯消毒剂或过氧乙酸消毒剂,对所有被呼吸道分泌物或体液污染的表面进行消毒。

5. 就诊时应主动告诉医生自己的相关疾病流行地区的旅行史及居住史,以及发病后接触过什么人,配合医生开展相关调查。

(七) 因其他疾病欲去医院检查看病的注意事项及适度劝退建议

1. 无特殊情况,请尽量避免来院,建议提早预约,避开高峰,以减少交叉感染机会。

2. 到医院就诊的患者及家属需自备并全程佩戴口罩,不允许未佩戴口罩者进入。

3. 医院设有体温测量点,所有进院人员均需测量体温,若有发热(体温 ≥ 37.3℃),请根据指引前往发热门诊就诊。

4. 发热、近 2 周内去过武汉或明确接触过武汉居住者、身边有多名人员发热的患者,需主动前往发热门诊就诊。

5. 住院患者及家属做好个人防护,亲友尽量减少探视。

6. 若 14 天内有湖北省旅行史或居住史,或 14 天内曾经接触过来自湖北的发热、伴有呼吸道症状的患者,或亲友聚会后有聚集性发病等情况者,需在家自行隔离 14 天并确认没有问题后再来院就诊。

（八）治愈病例与日俱增，有无二次感染风险？会遗留后遗症吗？

中日友好医院肺炎防治专家组组长詹庆元表示，从一般的病毒感染规律来看，病毒感染之后都会产生一定的抗体，对人体产生保护作用。但是有的抗体可能持续时间没有那么长，所以这些已经痊愈的患者还是有再感染的风险，因此治愈的患者应该加强防护。

对于新型冠状病毒感染，主要还是累及肺，对轻症的患者应该没有后遗症，但对于重症患者，可能在一段时间内会遗留一定的肺的损害修复的变化，比如肺纤维化。从临床经验讲，肺的修复能力非常强，绝大部分的肺纤维化都是可以修复的，但是对极重的、极少数的患者，可能会在比较长的时间内留下一点肺纤维化，要加强后期的随访。

主要参考资料

1. 国家卫生健康委员会.新型冠状病毒感染的肺炎诊疗方案(试行第五版).

2. 国家卫生健康委员会.关于做好儿童和孕产妇新型冠状病毒感染的肺炎疫情防控工作的通知.

3. 世界卫生组织.2019-nCoV 相关重症感染临床指南.

4. 北京市中医管理局.北京市新型冠状病毒感染的肺炎中医药防治方案(试行第一版).

5. 上海市新型冠状病毒感染的肺炎疫情防控工作领导小组办公室,上海市卫生健康委员会.上海市新型冠状病毒感染的肺炎中医诊疗方案(试行).

6. 广东省中医药局办公室.广东省新型冠状病毒感染的肺炎中医药治疗方案(试行第一版).

7. 湖北省卫生健康委员会.湖北省新型冠状病毒感染的肺炎中医药防治方案(试行).

8. 陕西省卫生健康委员会.陕西省新型冠状病毒感染的肺炎中医药治疗方案(试行第一版).

9. 甘肃省卫生健康委员会.甘肃省新型冠状病毒感染的肺炎中医药防治方案(试行).

10. 江西省中医药管理局.江西省新型冠状病毒感染的肺炎中医药防治方案(试行).

11. 吉林省中医药管理局.吉林省新型冠状病毒感染的肺炎中医药治疗方案(试行第一版).

12. 黑龙江省中医药管理局.黑龙江省新型冠状病毒感染的肺炎中医药防治方案(第二版).

13. 四川省中医药管理局.四川省新型冠状病毒感染的肺炎中医药干预建议处方(试行第一版).

14. 贵州省中医药管理局.贵州省病毒性肺炎中医药防治参考方案.

15. 云南省卫生健康委员会,云南省中医药管理局.云南省新型冠状病毒感染的肺炎中医药防治方案(试行).

16. 王玉光,齐文升,马家驹,等.新型冠状病毒(2019-nCoV)肺炎中医临床特征与辨证治疗初探.中医杂志.http://kns.cnki.net/kcms/detail/11.2166.R.20200129.1258.002.html.

17. 张国良,聂广."截断扭转"在急性重症传染病早期干预中的应用与意义.世界中医药,2008,3(2):76-70.

18. 方邦江,周爽.国医大师朱良春治疗疑难危急重症经验集.北京:中国中医药出版社,2013.

19. 周爽,卜建宏,孙丽华,等.方邦江治疗急重疑难病证学术经验.北京:中国中医药出版社,2018.

20. 应对新型冠状病毒感染的肺炎联防联控工作机制.新型冠状病毒感染的肺炎疫情紧急心理危机干预指导原则.

21. 中国疾病控制预防中心.新型冠状病毒感染的肺炎公众预防指南之六(居家观察篇).

22. 张文,方邦江,王岗,等."从肠论治"脓毒症截断扭转防治策略的理论与实践.中国中西医结合杂志,2020,40(1):102-105.

新型冠状病毒感染的肺炎中西医结合防控在线增值服务

扫一扫
获取最新诊疗
指南(方案)

扫一扫
获取国医大师、
名老中医最新
诊疗经验

扫一扫
下载人卫中医助手
与专家互动并观看
视频